www.Insider-Heilverfahren.com
Hochwertig wissenschaftliche Gesundheitsliteratur

Haftungsausschluss
Jegliche Anwendungen, die auf Informationen in diesem Buch basieren, geschehen auf eigene Gefahr. Der Autor haftet nicht für Schäden die durch Anwendungen aufgrund der Informationen dieses Buches entstehen oder entstanden sind und gibt auch keine Heilversprechen! Es wird empfohlen bei gesundheitlichen Problemen immer einen Arzt und/oder Heilpraktiker aufzusuchen. Der Autor hat mit bestem Gewissen und Sorgfalt die Informationen zusammengetragen. Auf Richtigkeit wird keine Garantie übernommen. Ebenso übernimmt der Autor keine Haftung für den Inhalt verlinkter Internetseiten oder anderer Quellen.

Copyright © 2023 Christian Meyer-Esch
Alle Rechte vorbehalten
Kopien, Vervielfältigung und Vertrieb sind verboten

Herstellung und Verlag: BoD – Books on Demand, Norderstedt
ISBN: 9783756898602

Vorwort

Sehr geehrter Leser,
ich freue mich sehr, dass Sie sich für mein Buch entschieden haben!

Etwa 20% aller Männer im Alter von 20 Jahren werden von androgenetischer Alopezie (was als „erblich bedingter" Haarausfall bezeichnet wird) heimgesucht. Die Rate erhöht sich auf 80% im Alter von 80 Jahren und die gängige Antwort der Ärzte auf diese Erkrankung lautet nur „erblich bedingt". Die Therapieempfehlungen der Ärzte und der Schulmedizin wie *Finasterid* und *Minoxidil* sind unbefriedigend, da diese bei den meisten nur eine mäßige Wirkung haben.

Für mich also Grund genug, den „wirklichen" Ursachen genau auf den Grund zu gehen. Bereits im Jahr 2005 habe ich hierzu erste Ermittlungen aufgenommen. Doch eine wirkliche Ursache ausfindig zu machen, gestaltete sich als äußerst schwierig. Im Jahr 2005 war das Internet noch jung und es gab daher kaum Erfahrungsberichte, die zur Ermittlung der Ursachen hätten führen können. Auch Studien gab es damals kaum, die über den „erblich bedingt"-Faktor und der Hemmung des DHT hinausgingen.

Mit den neuesten Studien und Erfahrungsberichten, welche in den letzten Jahren erschienen sind, änderte sich das. Zusammen mit anderen Haar-Forschern gelang es mir schließlich, die eigentlichen Ursachen zu ermitteln und Lösungen anzubieten, die bislang sehr vielen Menschen geholfen haben. Dies ist belegt durch Studien, Erfahrungsberichte und Fall-Berichte aus wissenschaftlichen Journalen. Sehr oft sogar mit Fotos.

Beachten Sie, dass das Wissen dieses Buches auf das Jahr 2023 basiert. Was heute als „wahre Ursache" angesehen werden kann, ist evtl. in 5 oder 10 Jahren überholt. Die Wissenschaft ist nur eine Momentaufnahme und entwickelt sich weiter. So kann es vorkommen, dass die heutigen Erkenntnisse in einigen Jahren ergänzt oder widerlegt werden.
In diesem Buch erfahren Sie *echte* Insider-Heilverfahren und Insider-Ursachen, die auch den meisten Ärzten und Heilpraktikern bislang völlig unbekannt sind.

Einige meiner weiteren Bücher könnten Sie auch interessieren...

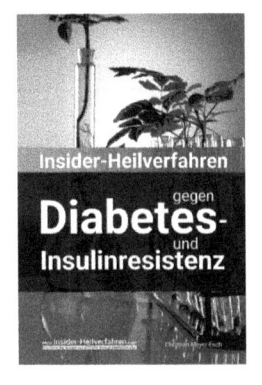

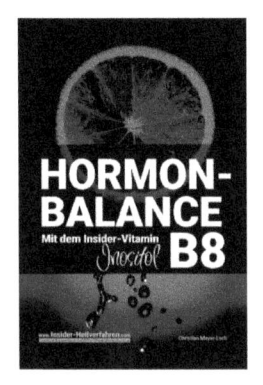

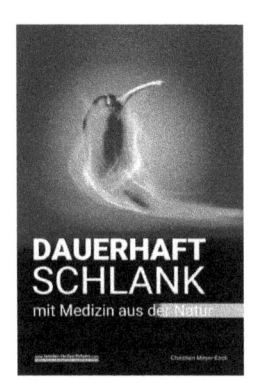

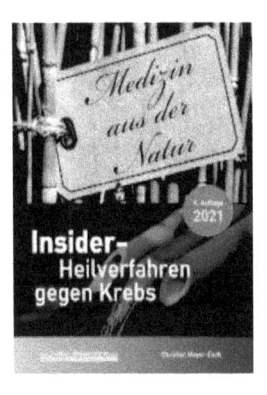

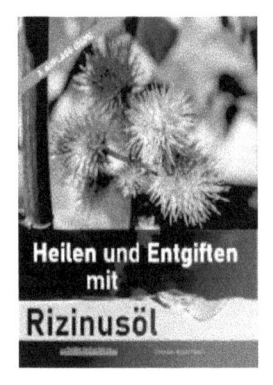

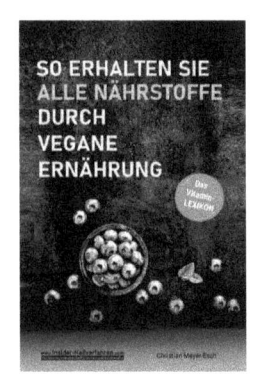

Weitere Bücher mit Beschreibungen
▸ ab Seite **238**

www.**Insider-Heilverfahren**.com
Hochwertig wissenschaftliche Gesundheitsliteratur

Die wahren Ursachen der „erblich bedingten" Glatzenbildung, die nur Insider kennen

Einführung

Die Glatzenbildung aus Sicht der Schulmedizin	▶ 6
Die Glatzenbildung aus der Sicht von Insidern	▶ 9

Ursachenforschung / Pathologie

Durchblutungsstörung und Sauerstoffmangel	▶ 14
Mechanischer Stress	▶ 20
Oxidativer Stress	▶ 25
Fibrose	▶ 27
Verkalkung	▶ 31
Insulinresistenz und IGF-1	▶ 36
Geschlechtshormone	▶ 38
Leptinresistenz	▶ 45
Aldosteron	▶ 47
Entzündungsmediatoren	▶ 53
Mikroben	▶ 62
Hypothyreose (Schilddrüsenunterfunktion)	▶ 64
Vitamin D	▶ 66
Zusammenhang zwischen Glatze und Herzinfarktrisiko	▶ 70

Behandlung

Schulmedizinische Therapien und Insider-Therapien	▶ 71

Schlusswort

Relevante Blutwerte	▶ 201
Wie wende ich das Wissen aus diesem Buch in die Praxis um?	▶ 201
Meine Empfehlungen zur Vorbeugung	▶ 204
Meine Empfehlungen für hartnäckige Fälle	▶ 206

Obligatorisches

Studien- und Quellverzeichnis	▶ 207
Impressum und Bildnachweise	▶ 237
Hat Ihnen dieses Buch gefallen? Weitere Bücher	▶ 238

Die wahren Ursachen der „erblich bedingten"
Glatzenbildung, die nur Insider kennen

Einführung

Einführung
Die Glatzenbildung aus Sicht der Schulmedizin ▼

Bei Haarausfall denken die meisten Menschen sofort an ein hormonelles Problem. Vor allem der **so genannte** „erblich bedingte" Haarausfall mit Geheimratsecken und Tonsur, wird mit hormonellen Störungen assoziiert. **Doch das ist nur teilweise richtig!** Aber der Reihe nach...

Viele Menschen (vor allem Männer) leiden an **androgenetischer Alopezie,** so genanntem „erblich bedingten" Haarausfall, der zu einer Glatze führt. In den meisten Fällen beginnt sich zuerst in den so genannten „Geheimratsecken" eine Glatze zu bilden. Danach folgt die Tonsur (Hinterkopf), bis im Endstadium der gesamte Oberkopf kahl ist. Die Seiten jedoch, bleiben in der Regel immer verschont. Selbst im hohen Alter von 100 Jahren, werden dort noch kräftig Haare wachsen. Das Problem liegt also **ausschließlich** im Bereich des **Ober**kopfs.

Laut Schulmedizin ist die Ursache „erblich bedingt" und das Dihydrotestosteron (DHT), ein Abbauprodukt des Testosterons, würde **überempfindlich** auf die Haarfollikel reagieren. Diese Erklärung ist lächerlich und erklärt auch in keiner Weise, warum die Haare ausgerechnet diesem typischen Muster folgen, warum sie in der Regel erst sehr spät im Leben ausgehen (nämlich zu einem Zeitpunkt, wo der DHT-Spiegel bereits am sinken ist und die Erklärung alleine daher schon entlarvt). Und wenn es denn wirklich erblich bedingt sein soll, warum dann nicht schon gleich ab der Pubertät? All das ergibt überhaupt keinen Sinn.

Doch, obwohl es erblich bedingt sein soll, hat die Schulmedizin dennoch zwei Präparate auf den Markt gebracht, die von der amerikanischen FDA zugelassen wurden und auch in Europa eine ähnliche Zulassung besitzen. Zum einen das Medikament mit dem Wirkstoff **Finasterid** als 1 mg-Tablette. Der Wirkstoff hemmt das DHT zu 70% im Blut. Jedoch kommt davon nur ca. die Hälfte auch in der Kopfhaut an. Die Studien-Ergebnisse kommen zu dem Schluss, dass ca, 90% der Anwender ein **Stopp** des Haarausfalls erfahren. Bei sehr fortgeschrittenen Glatzen jedoch, erzielt Finasterid nur sehr selten kosmetisch zufriedenstellende Ergebnisse. **Ein Nachwachsen von bereits verlorengegangenen Haaren, findet nur in sehr seltenen Fällen statt!**

Etwas effektiver ist das Mittel **Dutasterid**. Während 1 mg Finasterid den DHT-Spiegel nur um 70% im Blut und zu ca. 35% in der Kopfhaut senkt, bewirkt Dutasterid eine deutlich stärkere Wirkung: 90% DHT-Hemmung im Blut und 51% in der Kopfhaut *(Studie 1)*. Wobei die Nebenwirkungen bei beiden Medikamenten gleich zu sein scheinen. In einigen Fällen kommt es zu Potenzproblemen.

Detaillierte Informationen über Finasterid und Dutasterid finden Sie unter dem Abschnitt *„Behandlung > Schulmedizinische Therapien > Finasterid und Dutasterid"*.

Für viel Durchblutung soll der Wirkstoff **Minoxidil** sorgen: Das zweite Medikament der Schulmedizin gegen „erblich bedingten" Haarausfall. Wie es genau wirkt, weiß keiner so genau. Wissenschaftlich geklärt ist jedoch eine Vasodilatation (eine Erweiterung der Gefäße durch das Öffnen von Kaliumkanälen). Letzteres kommt der Ursache der Glatze schon sehr nahe. Minoxidil wirkt bei vielen Menschen leider kaum, da dieser zum einen, nur 2x täglich auf die Kopfhaut aufgetragen wird und sehr wahrscheinlich bereits an der Luft verdunstet, bevor es überhaupt genug Zeit zum einziehen (penetrieren) hätte. Und selbst wenn es leicht penetrieren würde, würde es durch den Blutstrom extrem schnell wieder ausgeschwemmt werden. Es gibt keine Depot-Wirkung in der Kopfhaut, die eigentlich erforderlich wäre. Das zweite Problem ist, dass der Wirkstoff erst aktiv wird, wenn das Enzym *Sulfotransferase* vorhanden ist. Dieses ist bei **vielen** (nicht bei allen!) Menschen auf der Kopfhaut jedoch nicht vorhanden! Jedoch kann durch einen Dermastamp/Roller dieses Enzym aktiviert werden. Mittlerweile sind einige Patienten dazu übergegangen, Minoxidil **oral** zu verwenden, da es so deutlich besser wirkt und kein Enzym- oder Penetrations-Problem besteht. Andererseits wirkt es so nicht nur in der Kopfhaut, sondern überall im Körper. Das hat zur Folge, dass auch die Körperbehaarung **beachtlich** zunimmt! Das Problem ist auch, dass die durch Minoxidil gewonnenen Haare keine „echten", natürlichen Haare sind, sondern eine Art „künstliche Haare". Die Haare werden künstlich erzeugt und die Wachstumsphasen (Anagenphasen) künstlich verlängert. Sogar Kindern wachsen durch Minoxidil überall Haare am Körper, sogar am Rücken. Aber sobald das Medikament abgesetzt wird, wird der ursprüngliche Haarzustand wieder erreicht. Minoxidil heilt also keine Glatzen, sondern wirkt rein symptomatisch. Für die Schulmedizin ist das natürlich eine geniale Einnahmequelle. Denn die Patienten müssen ihr ganzes Leben lang Minoxidil anwenden, um volles Haar zu haben. Und ganz so überwältigend sind die Erfolge dann auch wieder nicht. Während die Körperbehaarung durch Minoxidil schnell zunimmt, geschieht das selbe nicht auf der Kopfhaut! Die Kopfhaare sind nach wie vor, auch durch Minoxidil, nur sehr schwer zum wachsen zu bringen! Es ist also keineswegs ein Wudermittel.

Detaillierte Informationen über Minoxidil finden Sie unter dem Abschnitt *„Behandlung > Schulmedizinische Therapien > Minoxidil"*.

Einführung
Die Glatzenbildung aus Sicht von Insidern ▼

Bereits im Jahre 2005 habe ich erste Ermittlungen zum **Haarausfall-Phänomen** aufgenommen. Eine eigentliche **Ursache**, jenseits der „erblich bedingt"-Behauptung, ausfindig zu machen, gestaltete sich über all die Jahre als äußerst schwierig. Doch mittlerweile, durch das Erscheinen neuer Forschungsarbeiten in den letzten Jahren und die Zunahme von Erfahrungsberichten, scheint sich dies nun zu ändern. Wir verstehen zum ersten Mal, wie es zu dieser mysteriösen Glatzenbildung kommt und Heilmittel scheinen jetzt zum Greifen nahe. Unnötig zu erwähnen, dass all diese Informationen bis heute nur in Insider-Kreisen bekannt sind. Denn die Schulmedizin mag sich ungern eingestehen, dass sie sich all die Jahre und Jahrzehnte geirrt hat und die DHT- und Vererbungs-Theorie grundlegend **falsch** ist.

Studien konnten bereits zeigen, dass die Glatze **ganz genau dort auftritt, wo die Spannung am höchsten ist**. Detaillierte Informationen dazu, finden Sie hier im Buch unter dem Abschnitt: *„Ursachenforschung / Pathologie > Mechanischer Stress"*. Das erklärt auch das typische Muster mit den Geheimratsecken und der Tonsur. Es ist natürlich kein Zufall, dass die Glatze an **genau** diesen Stellen sich manifestiert und nicht an zufälligen Stellen. Muskelverspannung, insbesondere der Muskeln über den Ohren sowie der Stirn. Meist in Kombination mit **Mikroorganismen** auf der Kopfhaut. Das führt zu **chronischen Entzündungen** und diese wiederum zu einer **Fibrose**. Das ist eine Art Vernarbung, welche die Kopfhaut hart wie Stein werden lässt. Daraufhin fehlt den Haarfollikeln die ausreichende Durchblutung, die sie benötigen. Eine Studie *(41)* konnte bereits zeigen, dass die **kahlen Bereiche 40% geringer durchblutet sind** als Regionen, wo Haare wachsen. Die Kontrollgruppe zeigte in den selben Regionen ohne Glatzenbildung keine Anzeichen einer Durchblutungsstörung. Frauen und Kinder haben weniger Muskeln und Muskelverspannungen, aber auch eine deutlich dünnere Haut mit viel weniger Bindegewebe, weshalb bei ihnen keine Glatze auftritt und wenn, dann nur in einem deutlich geringeren Ausmaß. Androgene, insbesondere DHT, sorgen für eine starke Kollagenbildung. Deswegen sind Männer vor Cellulite geschützt. Ihr Bindegewebe ist sehr viel dichter und stärker, während es bei Frauen dünn und löchrig ist. Dieses Bindegewebe schützt Frauen vor einer Glatze, macht sie aber gleichzeitig anfällig für Cellulite. Oftmals wird von Laien versucht, das Argument der unzureichenden Durchblutung in den kahlen Regionen zu widerlegen, indem sie zeigen, dass ja durch einen *Schnitt* sehr wohl Blut austritt. Das ist alles korrekt. Und in der Tat ist **die Kopfhaut auch eines der am besten durchbluteten Bereiche unseres Körpers!** Dennoch haben die kahlen Regionen deutlich weniger Durchblutung als in den behaarten Bereichen. Mit anderen Worten: **Im Bereich des Oberkopfs wird viel mehr Blut als in anderen Regionen unseres Körpers *gebraucht***, um dort Haare wachsen zu lassen. Denn dieser Bereich ist mit einer Galea-Sehne durchzogen, die reich an festem Bindegewebe ist. Diese Umgebung macht es so schwer, dort Haare wachsen zu lassen und es ist viel mehr Blut notwendig als in anderen Regionen, wo keine Sehne sitzt.

Der Oberkopf neigt also zu Durchblutungsstörungen wegen der festen Galea-Sehne, direkt über dem kahlen Bereich. Bedenken Sie: Sobald diese Sehne aufhört, hört auch der Haarausfall auf! Haarausfall außerhalb dieser Galea-Sehne tritt nur äußerst selten auf. Wahrscheinlich ist Ihnen bereits aufgefallen, dass auch Babys zuerst an den Seiten ihre Haare bekommen und erst ganz zum Schluss auf dem Oberkopf, da dieser Bereich wirklich schwer zu durchbluten ist. Diese Durchblutungsstörung führt gleichzeitig zu einem Mangel an Sauerstoff. Und wie wichtig Sauerstoff für das Haarwachstum ist, zeigt ja bereits der bekannte Eisen-Mangel. Eisen ist wichtig für den Sauerstofftransport und wenn unzureichend Eisen vorhanden ist, verlieren Menschen ihre Haare. Doch Eisen-Mangel ist aufgrund der monatlichen Menstruation eher ein Frauen-Problem. Und selbst Frauen sollten nicht zu viel Eisen zu sich nehmen, da es reaktionsfreudig ist, zu Falten und Krebs (in zu hohen Mengen) führen kann. Männer leiden selten unter einem Eisen-Mangel und das ist in der Regel auch *nicht* die Ursache der weit verbreiteten Glatzenbildung! Jetzt fragen Sie sich sicher, was es denn mit dem berühmt berüchtigten Dihydrotestosteron (DHT) auf sich hat: Männerhaut ist viel dicker als Frauenhaut. DHT und sein nachgeschalteter Mediator *TGF-Beta*, sorgen dafür, dass in Männerhaut stets **viel** Kollagen gebildet wird. Zu viel. Wenn ein kritisches Maß erreicht ist, nennt man das **Fibrose** (oder auch Vernarbung). Dieses viele Kollagen schnürt die Blutgefäße ab, die Sauerstoffversorgung der Haarwurzeln wird kritisch. Ich werde im Kapitel „*Ursachenforschung / Pathologie > Fibrose*" detailliert darauf eingehen!

Die Frage lautet also: **Warum** ist in der Kopfhaut **zu viel** DHT? Weil es durch eine Durchblutungsstörung und Entzündungsmediatoren in viel zu hohen Mengen gebildet wird. So zeigt z.B. eine Studie *(805)*, dass Mastzellen und Histamin (das sind Entzündungsmediatoren), das DHT um **80%** ansteigen lassen. Zufällig ist auch Histamin-Intoleranz mit androgenetischer Glatzenbildung assoziiert. Und mir haben Leute geschrieben, dass, wenn sie auf histaminhaltige Nahrung verzichten, der Haarausfall sofort stoppt. Eine Überdosis Dihydrotestosteron (DHT) ist toxisch und sogar Mäuse, die normalerweise nicht kahl werden, verloren ihr Fell, wenn man ihnen hochdosiertes DHT spritzte. Beim so genannten „erblich bedingten" Haarausfall haben wir es also tatsächlich mit zu viel Dihydrotestosteron (DHT) zu tun. Eine Überempfindlichkeit der Haarwurzeln gegenüber DHT ist ein alter Mythos, der bis heute nirgendwo bewiesen werden konnte. Sehr wohl aber wissen wir, dass **zu viel** davon **lokal** in der Kopfhaut gebildet wird. Betonung liegt auf

lokal, denn es wird direkt in der Kopfhaut gebildet. Ein hoher DHT-Blutwert kann den Haarausfall natürlich verstärken. Aber die Hauptproduktion ist immer noch in der Kopfhaut! Jetzt fragen Sie sich natürlich, warum der Körper überhaupt so viel Kollagen (durch DHT und TGF-Beta) bildet. Hier spielen Entzündungen eine große Rolle. Allen voran Kopfhaut-Pilze, Bakterien, Viren, evtl. auch Parasiten. Auch Kopfhaut-Verspannungen und Stress (Cortisol!) sorgen für reichlich Haarausfall, da sie die Durchblutung- und Sauerstoffversorgung der Kapillargefäße stark einschränken. Im Kapitel *„Ursachenforschung / Pathologie > Durchblutung- und Sauerstoffmangel"* gehe ich detailliert darauf ein.

So kommt es zur Glatze:

Arteriosklerose, Insulinresistenz der Kopfhaut, oxidativer Stress, Muskelverspannungen, aber auch Mikroben
Sowohl im Blut und/oder lokal auf der Kopfhaut
▼
Chronischen Entzündungen
▼
Dihydrotestosteron (DHT)
▼
Oxidativer Stress
▼
Mastzellen
▼
TGF-Beta, Dickkopf-1 und andere Entzündungsmediatoren
▼
Verkalkung und Fibrose (Vernarbung) sowie Abbau von subkutanem Fett
▼
Durchblutungsstörungen
▼
Sauerstoffmangel
▼
Haarausfall
▼
Glatze

Die wahren Ursachen der „erblich bedingten"
Glatzenbildung, die nur Insider kennen

Ursachenforschung / Pathologie

Ursachenforschung / Pathologie
Durchblutungsstörung und Sauerstoffmangel ▼

In diesem Kapitel erfahren Sie, warum die Glatzenbildung mit einer starken Durchblutungsstörung assoziiert ist. So ziemlich **alles**, was den Blutfluss und den Sauerstoffgehalt der Kopfhaut erhöht, wirkt gegen Glatzenbildung! **Das sind zum Beispiel:**

- DHT-Hemmer, durch den Abbau von Kollagen
- Arginin + Citrullin durch Erweiterung und Neubildung von Blutgefäßen
- Minoxidil durch Erweiterung und Neubildung von Blutgefäßen
- Wasserstoffperoxid durch Erhöhung des Sauerstoffs im Blut
- Basisches Wasser durch Erhöhung des Sauerstoffs im Blut
- Ozon-Therapie durch Erhöhung des Sauerstoffs im Blut
- Verletzungen der Kopfhaut (Dermaroller/Stamp) erhöhen sehr stark die Durchblutung und damit auch den Sauerstoffgehalt *direkt* in der Kopfhaut. Es ist die effektivste Maßnahme!
- Eisen durch Erhöhung des Sauerstoffs im Blut
- Massagen durch Abbau von Verhärtungen und Muskelentspannung erhöhen die Durchblutung und den Sauerstoff
- Apfelessig durch Erweiterung der Gefäße, erhöht den Sauerstoff und den Blutfluss
- Der Verzicht auf Koffein stellt den normalen Blutfluss wieder her (Koffein reduziert den Blutfluss zum Kopf um 27%!)
- Botox-Spritzen erhöhen Blutfluss und Sauerstoff durch Entspannung der Muskeln
- Minzöl (Menthol) entspannt ebenso die Muskeln, erweitert die Gefäße und erhöht somit Blutfluss und Sauerstoff
- Rizinusöl durch Abbau von Kollagen und durch Neubildung von Blutgefäßen, erhöht ebenso Durchblutung und Sauerstoff

Was für ein *Zufall*, dass all diese aufgeführten Maßnahmen auch gegen Glatzenbildung wirken.

Studie fand <u>starke</u> Durchblutungsstörung bei Männern mit Glatze in den kahlen Bereichen:

Eine Studie *(41)* beschäftigte sich damit, den Sauerstoff- und Blutfluss in der Kopfhaut von Männern mit und ohne Glatze zu vergleichen. Achtzehn nicht rauchende männliche Freiwillige im Alter von 18 Jahren und älter wurden untersucht. Neun Männer hatten männliche Glatzenbildung und neun waren Kontrollpersonen (ohne männliche Glatzenbildung). Die Durchblutung der temporalen Kopfhaut war signifikant höher als die frontale Durchblutung der Kopfhaut bei männlichen Probanden mit Musterkahlheit; es gab jedoch keinen signifikanten Unterschied bei den Kontrollen. **Der transkutane Blutfluss war bei kahlköpfiger Stirnkopfhaut (32,2 +/- 2,0 mmHg) bei Männern mit männlicher Glatzenbildung signifikant niedriger als bei behaarter Schläfenkopfhaut (51,8 +/- 4,4 mmHg). Bei den Kontrollen gab es keinen signifikanten Unterschied** im transkutanen Sauerstoff der frontalen Kopfhaut (53,9 +/- 3,5 mmHg) und der temporalen Kopfhaut (61,4 +/- 2,7 mmHg). Der transkutane Sauerstoff war auch signifikant niedriger in der frontalen Kopfhaut von männlichen Probanden mit Musterkahlheit (32,2 +/- 2,0 mmHg) als entweder in der frontalen oder temporalen Kopfhaut der Kontrollen (53,9 +/- 3,5 mmHg bzw. 61,4 +/- 2,7 mmHg). Es gibt eine mikrovaskuläre Insuffizienz in Regionen der Kopfhaut, die von Haarausfall betroffen sind. Die Studie hat eine zuvor nicht berichtete Gewebehypoxie bei kahler Kopfhaut im Vergleich zu behaarter Kopfhaut festgestellt. Die kahlen Bereiche hatten **40% weniger Sauerstoff** im Vergleich zu den behaarten Stellen.

In einer weiteren Studie *(42)* wurde der subkutane Blutfluss in der Kopfhaut von 14 Patienten mit früher männlicher Glatzenbildung gemessen. Kontrollexperimente wurden mit 14 Männern mit gesundem Haarwuchs und gleichem Alter durchgeführt. Der Blutfluss in der Kopfhaut normaler Personen war etwa 10-mal höher als zuvor berichtete Blutfluss-Werte in anderen anatomischen Regionen. **Bei Patienten mit früher männlicher Glatzenbildung war der Blutfluss 2,6-mal niedriger** als die Werte, die bei normalen Personen gefunden wurden (13,7 vs. 35,7 ml/100 g). Dieser Unterschied war statistisch signifikant.

Obwohl es korrekt ist zu sagen, dass die schlechte Durchblutung bei Glatzenträgern auch nur eine *Folge* der Glatze ist (denn in der Tat brauchen ruhende Haarfollikel nicht so viel Blut und Nährstoffe und es ist auch bekannt, dass die Kapillardichte in der Anagenphase (der Wachstumsphase der Haare) erst so richtig zunimmt, ist es dennoch von Vorteil, die Durchblutung immer hoch zu halten.

Warum Sie unbedingt Stickstoffmonoxid brauchen:

Stickstoffmonoxid ist ein farb- und geruchloses Gas mit der Formel N=O. Eine chemische Verbindung aus den Elementen Stickstoff und Sauerstoff. Es erweitert die Blutgefäße und wird durch ein körpereigenes Enzym, die endotheliale Stickstoffmonoxid-Synthase (eNOS), aus der Aminosäure L-Arginin synthetisiert. Daher ist es wichtig, diese Aminosäure durch die Nahrung oder in Form von Pulvern oder Tabletten zuzuführen. Wenn der Körper mit ausreichend Arginin versorgt ist, ist auch der Stickstoffmonoxid-Gehalt *hoch* und die Gefäße sind weitgestellt. Für beste Durchblutung und Sauerstoff.

Der Nachteil von L-Arginin ist allerdings seine sehr kurze Halbwertszeit von 70 Min. Das bedeutet, dass nach dieser Zeit das Arginin bereits zur Hälfte abgebaut ist. Aus diesem Grund gibt es eine weitere Aminosäure, nämlich das L-Citrullin. Diese gilt als „Verweildauer-Verlängerer" und hält den Arginin-Spiegel auf einem stabilen Niveau, indem es für die zeitverzögerte Umwandlung von

Citrullin in Arginin sorgt, die in der Leber stattfindet. Besonders reich an Citrullin sind Wassermelonen, vor allem dessen Schalen. Natürlich erhalten Sie Citrullin auch als Nahrungsergänzung in Form von Pulvern und Tabletten. Zwar wirkt es auch alleine, jedoch in Kombination mit Arginin am Besten.

Stickstoffmonoxid (NO) erweitert nicht nur die Gefäße, sondern bildet über VEGF auch ganz Neue. Außerdem hemmt es die androgenbedingte Kollagensynthese (Fibrose) und verhindert auch das Zusammenklumpen von Blutplättchen, so dass das Blut besser fließen kann und somit auch Thrombosen, Herzinfarkte und Schlaganfälle vorgebeugt wird. Dies alles erhöht deutlich die Durchblutung und den Sauerstoff. Denn je mehr Blut fließt, desto höher ist auch die Versorgung mit Sauerstoff.

Warum Stickstoffmonoxid so wichtig für das Haarwachstum ist:

- Stickstoffmonoxid **hemmt** die Androgenrezeptor-vermittelte Kollagenproduktion in menschlichen Fibroblasten *(Studie 58)*. Das ist ein ähnlicher Wirksamkeitsfaktor wie DHT-Hemmer. Wenn es weniger Kollagen gibt, gibt es mehr Durchblutung! Stickstoffmonoxid vermittelt antifibrotische Wirkungen nach einer L-Arginin-Supplementierung durch Induktion einer Anti-Thy1-Glomerulonephritis *(Studie 60)*.

- Aorten von Endothel-NO-Synthase-defizienten Mäusen zeigten eine erhöhte basale TGF-Beta-1- und Kollagen-Typ-I-Expression *(Studie 59)*. TGF-Beta ist der nachgeschaltete Faktor von DHT, der Kollagen bildet und die Durchblutung einschränkt.

- Die Stickoxidproduktion reguliert die Wnt/ß-Catenin-Signalgebung hoch, indem sie Dickkopf-1 hemmt *(Studie 61)*.

Dickkopf-1 ist ein nachgeschalteter Faktor von DHT und TGF-ß, der das Haarwachstum hemmt.

- Stickoxid induziert die Synthese von vaskulärem Endothel-Wachstumsfaktor (VEGF) *(Studie 62)*. Dies bildet neue Blutgefäße.

So erhöhen Sie Stickstoffmonoxid:

Oral:	Äußerlich:
Arginin + Citrullin	Arginin
Knoblauch	Knoblauch
Minoxidil	Minoxidil
Rote Bete	Verwundung (Dermaroller/Stamp)
Rizinusöl (2 EL/Tag)	Massagen
Koffeinverzicht	
Capsaicin (Cayenne-Pfeffer)	
Nicht rauchen	
(Apfel)essig	

Weitreichendere Informationen erhalten Sie hier im Buch unter *„Insider-Therapien"*. Dort erfahren Sie, wie Sie Arginin + Citrullin, Cayenne-Pfeffer, Essig, Rizinusöl und Knoblauch richtig anwenden und welche Studien und/oder Erfahrungsberichte die Wirkung gegen Haarausfall bestätigt haben.

Wie hoch empfindlich die Kopfhaare auf eine Verringerung des Sauerstoffs reagieren, zeigt bereits der Eisen-Mangel. Eisen spielt eine große Rolle beim Sauerstofftransport und der Bildung roter Blutkörperchen. Im Kapitel *„Behandlung > Insider-Therapien> Eisen"* finden Sie weitreichendere Informationen zu dem Thema. Doch hier soll es nun um Sauerstoff und Durchblutung bzw. dessen Mangel gehen.

In einer Studie *(56)* wurde Minoxidil entweder alleine oder mit einer Sauerstoff-Therapie kombiniert. In der Gruppe „Minoxidil alleine" kam es nach vier Monaten zu einer Zunahme der Haaranzahl um **10,7 %**. In der Gruppe „Minoxidil + Sauerstoff" kam es jedoch im selben Zeitraum zu einer Zunahme der Haare um **15,9%**.

Eine weitere Studie *(57)* befasste sich mit den Auswirkungen der ozonisierten Eigenbluttherapie auf den menschlichen Haarzyklus bei Patienten mit androgenetischer Alopezie. Die mikroskopische Beobachtung der Haare (Trichogramm) von 42 Probanden wurde vor und nach Zyklen der ozonisierten Eigenbluttherapie gemäß dem europäischen wissenschaftlichen Protokoll durchgeführt. Die Ozondosierung betrug 2500-3000 Mikrogramm für jede Behandlung, ein Zyklus bestand aus 16 Behandlungen. **Die Ergebnisse zeigten eine deutliche Verbesserung des Haarzyklus.**

Auch berichteten mir Leute, dass sie sowohl durch das Trinken von basischem Wasser, als auch durch zwei Esslöffel 3% Wasserstoffperoxid (H_2O_2) am Tag (verdünnt in einem Glas Wasser), bemerkten, dass ihre Haare davon wieder wuchsen. Beide Maßnahmen erhöhen den Sauerstoffgehalt im Körper. Da Wasserstoffperoxid ein starkes Radikal ist, empfehle ich es nur **kurweise** zu trinken. Es ist unklar, wie sich eine dauerhafte Einnahme auswirken wird.

Das Weglassen von Koffein führte bei einigen wieder zu neuem Haarwuchs, da Koffein die Durchblutung zum Kopf um 27% einschränkt und damit auch den Sauerstoff reduziert.

Auch in Bezug auf **Apfelessig** liegen Erfahrungsberichte in Bezug auf neues Haarwachstum vor. Essig erweitert die Gefäße und erhöht somit Blut und Sauerstoff. Mehr dazu finden Sie unter:
„Behandlung > Insider-Therapien > Apfelessig".

Ursachenforschung / Pathologie
Mechanischer Stress ▼

Haben Sie sich schon einmal gefragt, warum der Haarausfall nicht gleichzeitig auftritt, sondern in einem ganz besonderem Muster? In der Regel beginnt der Haarausfall im Bereich der Stirn und den Schläfen *(so genannte „Geheimratsecken")*. Danach folgt die Tonsur. Das ist der Bereich, wo der Papst normalerweise sein Cap trägt. Also im hinteren Bereich des Oberkopfs. Frauen haben ein etwas anderes Muster. Sie verlieren ihre Haare meist im Frontbereich oder in der Mitte des Oberkopfes. Zwar gibt es in der Tat auch Menschen, die ihre Haare *gleichmäßig* über den Oberkopf verteilt verlieren. Jedoch ist dies eher selten und bis heute ist strittig, ob diese Form des Haarausfalls überhaupt zur androgenetischen Alopezie gehört. Bei diffusem Haarausfall, der gleichmäßig über den Kopf verteilt stattfindet, handelt es sich normalerweise **nicht** um ein Spannungs-Problem. Das bedeutet, dass es unwahrscheinlich ist, dass so ein Haarausfall auf muskelrelaxierende Maßnahmen ansprechen wird. Die Ursachen können zwar die selben sein wie beim Muster-Haarausfall, aber die Erfahrungen bislang haben gezeigt, dass dieser diffuse Haarausfall eher auf Mängel (vor allem Eisenmangel) entsteht.

Obwohl bereits in den 50er Jahren des letzten Jahrhunderts Wissenschaftler erstmals auf die Idee kamen, dass die **Muskelspannung** der Kopfhaut das typische Haarausfall-Muster bestimmen könnte, wurde diese Idee schnell wieder verworfen, als klar wurde, dass Haartransplantationen funktionieren. Warum Haartransplantationen funktionieren, erfahren Sie hier im Kapitel *„Behandlung > Schulmedizinische Therapien > Haartransplantationen"*.
Nur weil Haartransplantationen (für ein paar Jahre) funktionieren, bedeutet das jedoch nicht, dass keine Spannung als Ursache der

Die wahren Ursachen der „erblich bedingten"
Glatzenbildung, die nur Insider kennen

Glatze vorliegen kann.

Anfang der 2000er Jahre gelang das Thema Muskelspannung jedoch wieder in den Fokus der Wissenschaft, als einige Schönheitschirurgen bemerkten, dass einige ihrer Patienten neuen Haarwuchs in den Schläfen bekamen, nachdem man ihnen Botox-Spritzen gegen Falten in die Stirn spritze. Seitdem werden diese Botox-Spritzen auch gegen Haarausfall angeboten. Die Kosten sind jedoch mit ca. 500 € recht teuer. Laut Erfahrungsberichten in Haarausfall-Foren, berichten User allerdings, dass es ihren Haaren nichts gebracht hat. In einer Studie *(316)*, zeigte Botox bei 7 von 10 Glatzenträgern jedoch ein ausgezeichnetes Ansprechen. Anfang der 90er Jahre wurde außerdem ein so genannter *„Scalp Tension Relaxer"* entwickelt, der die Kopfhaut mittels Kissen nach oben drückt und sie entspannt. Es kam nach 1 Jahr nach einem täglichen Tragen des Relaxers von jeweils einer Stunde bei 40% der Patienten zu Neuwuchs *(317)*.

Im Jahre 2015 war es dann endlich so weit. Mittels neuester Technik eines Galea-Modells und einer schematischen Darstellung der Entstehung der Glatze gemäß der *Hamilton-Norwood-Skala**, konnte die Korrelation zwischen der elastischen Verformung der Kopfhaut und dem klinischen Fortschreiten der männlichen Musterkahlheit hergestellt werden. Die Ergebnisse zeigten eine **hochsignifikante Korrelation zwischen mechanischem Stress und der Entwicklung der Glatze.** Diese Studie *(315)* zeigte, dass mechanischer Stress das Glatzen-Muster bestimmt. Überspitzt gesagt, führt die Muskelspannung zu einem Zusammenpressen der Gefäße, so dass es zu einer Durchblutungsstörung und Sauerstoffmangel kommt.

*Was ist die Hamilton-Norwood-Skala?
Die Hamilton-Norwood-Skala ist eine Bewertungsskala, die zur Klassifizierung des Fortschreitens von männlichem Haarausfall verwendet wird. Die Skala wurde von den Dermatologen Dr. James Hamilton und Dr. O'Tar Norwood entwickelt und 1951 veröffentlicht.

So beseitigen Sie die Muskelspannung:

Instrument:	Studie:
Botox-Spritzen	(316)
Scalp tension relaxer	(317)
Massagen	(318) (319) (320)
Minzöl / Menthol	(321)

Botox-Spritzen, auch bekannt als Botulinumtoxin-Therapie, sind eine beliebte kosmetische Behandlung zur Reduzierung von Falten und feinen Linien im Gesicht. Botulinumtoxin ist eine neurotoxische Substanz, die von dem Bakterium Clostridium botulinum produziert wird und normalerweise bei einer Überdosis zu schwerwiegenden Krankheiten führen kann. In der richtigen Dosierung kann es jedoch gezielt eingesetzt werden, um die Muskeln im Gesicht oder der Kopfhaut zu entspannen und so Falten und Haarausfall zu minimieren. Der Arzt wird das Botulinumtoxin mit einer dünnen Nadel in die Stirn und Bereiche über die Ohren injizieren, die für die typische Muskelspannung der Kopfhaut verantwortlich ist. Die Wirkung von Botox-Spritzen hält in der Regel etwa drei bis sechs Monate an, bevor eine Auffrischung der Behandlung erforderlich ist. Die Kosten belaufen sich auf ca. 500 € pro Sitzung. Jedoch kann es zwischen den Anbietern auch große preisliche Unterschiede geben.

Der Scalp Tension Relaxer (Kopfhautrelaxer) entspannt die Kopfhaut durch Kissen, die direkt auf der Kopfhaut aufgepumpt werden. Diese Kissen drücken die Kopfhaut gegen die Schwerkraft nach oben und die Muskelspannung wird entlastet. In einer Studie *(317)* aus dem Jahr 1990 kam es bei 40% der Probanden nach 1 Jahr zu neuem Haarwuchs, wenn dieser Relaxer mindestens eine Stunde am Tag getragen wurde.

Massagen sind eine beliebte Methode, um Muskelverspannungen zu lösen und Schmerzen im Körper zu reduzieren. Die gezielte

Anwendung von Druck und Bewegung auf die Kopfhaut kann dazu beitragen, Muskelspannungen zu lösen und die Kopfhaut zu entspannen. So erhöht die Massage die Durchblutung in der Kopfhaut. Dies hilft, die Muskeln mit Sauerstoff und Nährstoffen zu versorgen und Abfallprodukte, die sich in den Muskeln angesammelt haben, abzubauen. Durch die verbesserte Durchblutung wird auch die Entspannungsreaktion des Körpers gefördert, was dazu beiträgt, Stresshormone abzubauen und eine tiefere Entspannung zu ermöglichen. Eine Massage kann auch dazu beitragen, die Produktion von Schmerzbotenstoffen im Körper zu reduzieren. Die Anwendung von Druck auf die betroffenen Muskeln löst Endorphine aus, die natürliche Schmerzmittel im Körper sind. In einer Studie *(320)* kam es nach 1 Jahr einer täglichen starken Tiefen-Massage (das heißt, die Kopfhaut wurde durch das Massieren stark nach unten gedrückt) zu einem **kompletten Nachwachsen der Haare**. Detaillierte Informationen zum Thema Massagen, finden Sie hier im Buch unter Behandlung > *Insider-Therapien* > *Massagen*.

Minzöl / Menthol hat eine vasodilatatorische (gefäßerweiternde) Wirkung, was bedeutet, dass es die Blutgefäße erweitert und dadurch die Durchblutung der Muskeln und der Haarfollikel fördert. Eine bessere Durchblutung bedeutet, dass die Muskeln und Haarfollikel mit mehr Sauerstoff und Nährstoffen versorgt werden. In einer Maus-Studie *(322)* wurde 3% Pfefferminzöl mit dem schulmedizinischen Medikament Minoxidil (auch als 3% Lotion) verglichen. Die Gruppe mit dem Pfefferminzöl hatte am Ende des Beobachtungszeitraums deutlich stärkeren Haarwuchs gegenüber der Gruppe mit 3% Minoxidil.

Noch besser wirkt Zimtrindenöl!
Der Effekt von Zimtrindenöl ist sogar noch um ein vielfaches stärker in Bezug auf die Durchblutung! Sie sehen es daran, dass die Haut durch Pfefferminzöl kaum rot wird, während sie vom Zimtrindenöl

stark rot wird. Es ist jedoch keine gute Idee, Minzöl und Zimtrindenöl gleichzeitig zu verwenden, da Minzöl mit dem Hauptinhaltsstoff Menthol auf die *Kälterezeptoren* wirkt, Capsaicin aber auf die *Hitzerezeptoren*. Das führt zu **Wechselwirkungen** *(Studie 605)* und es wäre denkbar, dass diese Öle dann nicht mehr wirken. Es ist zwar richtig, dass beide Öle in Kombination die Durchblutung genauso fördern wie Zimtrindenöl alleine (ich habe das selbst getestet!). Beide Öle fördern auch die Bräunung von subkutanem Fett. Das geschieht, indem die Öle durch Stimulation von Hitze- und Kälterezeptoren Umweltreize vorgaukeln. Die Haut kann nicht zwischen tatsächlicher Hitze/Kälte und der Stimulation der Rezeptoren unterscheiden. Wenn die Kopfhaut Hitze oder Kälte ausgesetzt wird, wird das Unterhautfett gebräunt. Das bedeutet, dass die Haut sehr stoffwechselaktiv wird. Kalorien werden dort in Wärme umgewandelt und es bilden sich viele neue Blutgefäße. Durch diese gute Versorgung der Haut mit Blut und Nährstoffen, wird auch das Haarwachstum gefördert. Vermutlich sind Haare ein Umweltschutz und sobald der Körper nicht klimaneutrale Umgebungen vorfindet, fängt er an, Kopfhaare zu produzieren. Das könnte auch erklären, warum Eskimos, die in freier Natur leben, keine Glatze bekommen. Die Haare dienen als Kälteschutz. Und dies ist besonders wichtig am Kopf, um das Gehirn gut durchblutet zu halten. Kommen jetzt aber Kälte (durch Minzöl) und Hitze (durch Zimtrindenöl) gleichzeitig auf die Kopfhaut, könnte dies zu Wechselwirkungen führen. Wenn der Körper Hitze und Kälte gleichzeitig registriert, ist davon auszugehen, dass der Körper am Ende „klimaneutral" registriert. Dadurch könnte die Fett-Bräunung und die damit einhergehende Neubildung von Blutgefäßen ausbleiben. Beachten Sie auch, dass es wichtig ist, die **ganze Kopfhaut zu behandeln und nicht nur die kahlen Stellen!**
Aber Achtung: Über Zimtrindenöl liegen derzeit keine Studien und auch keine Erfahrungsberichte gegen androgenetische Alopezie vor! Es ist daher eine experimentelle Therapie, die evtl. mehr schaden als nützen kann, da Zimtrindenöl auch ein hohes Allergie-Potential hat.

Ursachenforschung / Pathologie
Oxidativer Stress ▼

Die Reihenfolge, die zur Entstehung der Glatze führt, sieht also so aus:

Entzündungen
▼
DHT
▼
Oxidativer Stress
▼
Mastzellen
▼
TGF-Beta
▼
Verkalkung und Fibrose
▼
Haarausfall

Oxidativer Stress ist ein Prozess, der in unserem Körper auftritt, wenn es zu einem Ungleichgewicht zwischen oxidativen und antioxidativen Prozessen kommt. Dieses Ungleichgewicht kann dazu führen, dass sich *freie Radikale* im Körper ansammeln, was zu einer Schädigung von Zellen und Geweben führen kann. Freie Radikale sind „wild gewordene" Sauerstoffmoleküle, denen ein Elektron fehlt. Diese Radikale können ihr fehlendes Elektron von Körperzellen rauben. Sie haben ein unpaariges Elektron, was dazu führt, dass sie sehr reaktiv sind und mit anderen Molekülen im Körper interagieren können, um ihr fehlendes Elektron zu ergänzen. Wenn ein freies Radikal in Kontakt mit einer Körperzelle kommt, kann es versuchen, ein Elektron von der Zelle zu stehlen, um sein eigenes unpaariges Elektron zu ergänzen. Dies kann zu einer Kettenreaktion führen, bei der das gestohlene Elektron von einem anderen Molekül weitergegeben wird, wodurch eine Kaskade von Schäden an Zellen und Geweben im Körper ausgelöst werden kann. Die Schädigung von Zellen durch freie Radikale wird als oxidativer Stress bezeichnet und kann zu einer Reihe von gesundheitlichen Problemen führen. Um oxidativen Stress zu bekämpfen, verfügt unser Körper über ein System von Antioxidantien, die freie Radikale neutralisieren können, indem sie ihnen ein Elektron spenden, ohne selbst instabil zu werden. Einige dieser Antioxidantien sind Enzyme wie Superoxiddismutase, Katalase und Glutathionperoxidase, während andere aus Vitaminen wie z.B. Vitamin C, E und Beta-Carotin stammen. Es ist wichtig, eine ausgewogene Ernährung zu haben, die reich an Antioxidantien ist, um oxidativen Stress im Körper zu reduzieren. Eine wichtige Rolle bei der Bekämpfung von oxidativem Stress spielt das Enzym *Paraoxonase 1 (PON1)*. PON1 ist ein Enzym, das in der Leber produziert wird und im Blutkreislauf zirkuliert. Es ist bekannt für seine antioxidativen Eigenschaften und kann dazu beitragen, den Körper vor Schäden durch freie Radikale zu schützen. PON1 arbeitet auf verschiedene Weise, um oxidativen Stress zu reduzieren. Zum einen kann es direkt mit freien Radikalen reagieren und sie neutralisieren. Darüber hinaus kann es auch andere Enzyme aktivieren, die an der Entgiftung von schädlichen Substanzen beteiligt sind. Auf diese Weise kann es dazu beitragen, die Toxizität von Chemikalien zu reduzieren. Es gibt auch eine wachsende Menge an Forschung, die darauf hindeutet, dass PON1 eine Rolle bei der Vorbeugung von Herz-Kreislauf-Erkrankungen spielen könnte. Dies liegt daran, dass oxidativer Stress eine wichtige Rolle bei der Entstehung von Atherosklerose spielt, bei der sich Plaques in den Arterien bilden und den Blutfluss einschränken. Obwohl PON1 eine wichtige Rolle bei der Bekämpfung von oxidativem Stress spielt, gibt es einige Faktoren, die seine Aktivität beeinflussen können. Zum Beispiel können genetische Variationen dazu führen, dass einige Menschen eine höhere oder niedrigere PON1-Aktivität haben als andere. Darüber hinaus können auch Umweltfaktoren wie Rauchen und Luftverschmutzung die Aktivität von PON1 beeinflussen. Eine Studie *(323)* stellte bei Menschen mit männlicher Glatzenbildung eine signifikante Abnahme der PON1-Konzentration im Serum im Vergleich zu den Kontrollen ohne Glatze fest. **Es gab eine signifikante Abnahme von PON1, die mit dem Schweregrad der Glatze korrelierte.** In einer Studie *(84)* mit oral aufgenommenem Tocotrienol (einem besonderen Vitamin E), kam es zu einer Zunahme an Haaren um 34,5 %, während die Placebo-Gruppe eine Abnahme der Haare um 0,1% verzeichnete. Detaillierte Informationen finden Sie hier im Buch im Kapitel *Behandlung > Insider-Therapien > Tocotrienol*.

Ursachenforschung / Pathologie
Fibrose ▼

Fibrose bedeutet „Vernarbung" oder ein Überschuss an Kollagen. Dieses zu viel an Kollagen schnürt die Blutgefäße ab. Es kommt zu einer Unterversorgung der Kopfhaut und Haarfollikel mit Blut und Sauerstoff und so gehen die Haare aus.

Männer haben eine viel dickere Haut als Frauen. Die Haut von Frauen enthält viel Fett und wenig Bindegewebe. Während die von Männern wenig Fett und viel Bindegewebe enthält. Das ist auch der Grund, warum Frauen zu Cellulite neigen und gleichzeitig vor einer Glatzenbildung weitgehend geschützt sind. Bei Männern ist es umgekehrt: Sie sind vor Cellulite aufgrund ihrer dicken Haut geschützt. Sind aber anfällig für Haarausfall. Warum sich das Ganze nur auf den Oberkopf beschränkt, habe ich im Kapitel *„Ursachenforschung / Pathologie > Die Galea-Sehne"* genau beschrieben!

Eine Studie *(335)* kam zu dem Ergebnis, dass eine starke **Fibrose** im Wulstanteil der Haarfollikel bei Menschen mit Glatze gefunden wurde, welche eine wichtige Rolle bei der Pathogenese der androgenetischen Alopezie spielt. Insbesondere wird das Scheitern der Umwandlung von Stammzellen in Vorläuferzellen als an der Entwicklung der Glatze angesehen, was zu einer Haarfollikel-Miniaturisierung führt. Der Haardurchmesser wurde als Indikator für das Miniaturisierungsstadium von Haarfollikeln während der Entwicklung der Glatze verwendet. Die Studie untersuchte 300 Follikel-Einheiten von chinesischen Männern mit Glatze und gesunden Kontrollpersonen und zeigte, dass Probanden mit Glatze eine höhere Anzahl von Spindelzellen mit Myofibroblasten-ähnlichem Aussehen in der Signalhornregion vorhanden war, was auf eine **Fibrose** hindeutet.

Warum sind hauptsächlich Männer von schwerer Glatzenbildung betroffen?

Das lässt sich leicht erklären: Eine Studie *(333)* zeigte die vorteilhafte Wirkung von Östrogenen bei dermaler Fibrose. Östrogene reduzieren die TGF-Beta*-abhängige Aktivierung von dermalen Fibroblasten und eine Östrogenhemmung führt zu einer schwereren experimentellen dermalen Fibrose.

*Was ist TGF-Beta?
TGF-Beta, kurz für *Transforming Growth Factor Beta*, ist ein Signalprotein, das in vielen verschiedenen Zellen und Geweben im Körper vorkommt. Es spielt eine wichtige Rolle bei der Zellteilung, -differenzierung und -migration, sowie bei der Regulation von Entzündungs- und Immunreaktionen. In der Haut hat TGF-Beta eine entscheidende Rolle bei der Haarfollikelentwicklung und -erhaltung. Studien haben gezeigt, dass TGF-Beta in der Kopfhaut von Menschen mit AGA erhöht ist, während es in der Kopfhaut von Menschen ohne AGA normal oder reduziert ist.

Eine Studie *(334)* untersuchte den Zusammenhang zwischen der Sekretion des Androgen-induzierbaren transformierenden Wachstumsfaktors (TGF-β1) und dem Fortschreiten der androgenetischen Alopezie. Es wurde festgestellt, dass eine Androgenbehandlung bei dermalen Papillenzellen von Rattenvibrissen* zu einer erhöhten Produktion reaktiver Sauerstoffspezies (ROS) und erhöhter TGF-β1-Sekretion führt. Die Forscher schlagen vor, dass die Induktion von TGF-β1 durch Androgene durch **freie Radikale (oxidativer Stress)** in Haarfollikel-Zellen vermittelt wird.

* Was sind Rattenvibrisse?
Rattenvibrisse sind auch bekannt als Schnurrhaare und sind die

langen, steifen Haare an der Nase von Ratten. Diese Haare sind sehr empfindlich und dienen den Ratten als taktile Organe, um ihre Umgebung zu erkunden und Hindernisse zu erkennen. In der wissenschaftlichen Forschung werden Rattenvibrisse oft als Modell zur Untersuchung der Wahrnehmung von Säugetieren verwendet, da sie eine hohe Empfindlichkeit aufweisen und schnell auf Reize reagieren. Auch wenn diese Studie an Ratten durchgeführt wurde, scheint doch sehr viel „dran" zu sein. Denn Studien und Erfahrungsberichte zeigen, dass Tocotrienol (ein besonderes Vitamin E, welches sich stark in Geweben anreichert), den Haarausfall nicht nur stoppen, sondern sogar umkehren konnte! Details finden Sie hier im Buch unter *Behandlung > Insider-Therapien > Tocotrienol*.

DHT-Hemmer blockieren die Kaskade bereits ziemlich am Anfang. Führen aber oft zu Nebenwirkungen wie sinkende Libido. Besser wäre es, die Kaskade erst ziemlich weit am Ende zu blockieren, durch Hemmung des oxidativen Stresses (mittels Tocotrienol). Natürlich ist es möglich, die Kaskade auch gleich schon zu Beginn mit der Entzündung zu blockieren. Allerdings gehen Entzündungen und oxidativer Stress Hand in Hand und es kann daher nicht falsch sein, den oxidativen Stress zu beheben. Meist wird dann auch die Entzündung behoben. Allerdings sind die genauen Ursachen für die Entzündung bei jedem Menschen verschieden und es kann daher mühsam sein, die genaue Ursache zu ermitteln. Dies können Muskelverspannungen sein, genauso wie Stress, Nährstoffmängel Mikroben oder eine Histamin-Intoleranz.

Die Reihenfolge, die zur Entstehung der Glatze führt, sieht also so aus:

Entzündungen
▼
DHT
▼
Oxidativer Stress
▼
Mastzellen
▼
TGF-Beta
▼
Verkalkung und **Fibrose**
▼
Haarausfall

Die Kaskade kann auch bei der Ausschüttung der Mastzellen

unterbunden werden. Zum Beispiel durch Lemongrasöl oder Knoblauch. Im Kapitel „*Ursachenforschung/Pathologie > Entzündungsmediatoren*" gehe ich näher darauf ein.

Mastzellen verursachen Fibrose:

Eine Studie *(336)* untersuchte die mögliche Rolle von Mastzellen bei männlichem Haarausfall. Dazu wurden gepaarte Stanzbiopsien von kahl werdenden Scheiteln und nicht kahl werdenden Scheiteln von zehn Patienten mit Glatze und von fünf gesunden Probanden entnommen. Die Biopsien wurden histologisch untersucht und auf Kollagen- und elastische Faserstrukturen sowie die Anzahl der Mastzellen analysiert. Die Ergebnisse zeigen, dass in den kahl werdenden Scheiteln eine **signifikante Erhöhung der Kollagenbündel und eine nahezu 4-fache Zunahme der elastischen Fasern** im Vergleich zu den Kontrollen festgestellt wurden. **Die Gesamtzahl der Mastzellen in Kopfhautproben war bei Glatzenträger-Probanden etwa 2-mal höher als bei normalen Kontrollen.** Es wurde festgestellt, dass der Prozentsatz elastischer Fasern relativ mit Mastzellen korreliert. Diese Ergebnisse deuten darauf hin, dass angesammelte Mastzellen für eine erhöhte Synthese elastischer Fasern bei der Entstehung der Glatze verantwortlich sind.

Wirkstoffe aus der Natur gegen Fibrose:

Wirkstoff:	Wirkt über:	Studien:
Knoblauch(saft)	Hemmung von Mastzellen + TGF-ß	(326) (337)
Zwiebel(saft) / Quercetin	Hemmung von Mastzellen + TGF-ß	(327) (338)
Ätherisches Geranienöl	Hemmung von Mastzellen	(331)
Ätherisches Lemongrasöl	Hemmung von Mastzellen	(332)
L-Carnitin	Hemmung von TGF-ß	(340)
Oreganoöl/Thymianöl	Hemmung von TGF-ß	(341)

Im Abschnitt „Behandlung> Insider-Therapien"
werden alle Wirkstoffe genau beschrieben!

Ursachenforschung / Pathologie
Verkalkung ▼

Ein Techniker für grobe Anatomie am College of Medicine der University of Illinois, der 1916-1917 dort diente, machte eine besondere Beobachtung. Er hatte Gelegenheit, die Gehirne von etwa 80 Kadavern zur getrennten Verwendung im Neurologieunterricht zu entnehmen und bemerkte nebenbei einen scheinbar offensichtlichen Zusammenhang zwischen der Blut(gefäß)versorgung der Kopfhaut und der Haarmenge. **Kahlheit trat bei Personen auf, bei denen die Verkalkung der Schädelknochen anscheinend nicht nur die Schädelnähte fest gestrickt hatte, sondern auch verschiedene kleine Foramen verschlossen oder verengt waren.** Diese Blutgefäße, um die es sich handelt, seien angeblich hauptsächlich Venen *(356)*.

Hoch interessant ist in diesem Zusammenhang, dass zahlreiche Entzündungsmediatoren, die bei der androgenetischen Alopezie hochreguliert sind, auch an der Verkalkung verwickelt sind:

Entzündungsmediator:	Wirkung:	Studien:
Prostaglandin D2 (PGD2)	Fördert Verkalkung	(360)
Dihydrotestosteron (DHT)	Fördert Verkalkung	(361)
Aldosteron	Fördert Verkalkung	(623)(624)
Dickkopf-1 (DKK-1)	Hemmt Verkalkung	(357)(358)(359)
TGF-Beta	Hemmt Verkalkung	(362)

Beachten Sie, dass alle diese aufgeführten Entzündungsmediatoren in der Kopfhaut von Glatzenträgern in einer zu hohen Menge vorkommen! Und hier soll kein Zusammenhang mit Verkalkung bestehen? Das wäre höchst unwahrscheinlich...

Prostaglandin D2 fördert die Verkalkung:
Von den getesteten Prostaglandinen hat das Prostaglandin D2 (PGD2) eine bemerkenswerte stimulierende Wirkung auf die Osteoblastenverkalkung. PGD2 wirkt direkt auf Osteoblasten, um eine Stimulierung der Verkalkung zu bewirken *(Studie 360)*. Im Jahr 2012 wurde das Prostaglandin D2 erstmals in einer zu hohen Konzentration bei Männern mit Glatze gefunden. Das Prostaglandin korreliert direkt mit der Glatze. Männer *ohne* Glatze hatten signifikant geringere Mengen Prostaglandin D2 in der Kopfhaut als Männer *mit* Glatze *(Studie 363)*. Details hierzu finden Sie hier im Buch im Kapitel *„Ursachenforschung/Pathologie > Entzündungsmediatoren"*.

Androgene, einschließlich Dihydrotestosteron (DHT) fördern die Verkalkung:
Arterienverkalkung hat prognostische Bedeutung für kardiovaskuläre Ergebnisse, aber ihre Pathogenese bleibt unklar. Die Verkalkung nimmt mit dem Alter zu, aber ihre Prävalenz bei Männern deutet auf einen hormonellen Einfluss hin. In einer Studie *(361)* analysierten Forscher die Wirkung von exogenen Androgenen auf die Verkalkung von fortgeschrittenen atherosklerotischen Läsionen im Arterienbaum von 34 Wochen alten männlichen und weiblichen Mäusen mit intakten Keimdrüsen. **Testosteron erhöhte die Verkalkung um das 3- bis 4-fache** bei Läsionen der Arteria innomina und des Aortensinus. Dihydrotestosteron (DHT) erhöhte auch die Läsionsverkalkung in der Arteria innomina (2,4-fach). Eine Androgen-induzierte Verkalkung in der A. innominate wurde mit einer Hochregulierung der lokalen Androgenrezeptor (AR)-Expression als Reaktion auf Testosteron und Dihydrotestosteron sowohl bei Männern als auch bei Frauen beobachtet.

Aldosteron fördert die Verkalkung:
Studien zeigen, dass auch Aldosteron stark an der Gefäßverkalkung beteiligt ist *(623, 624)*. Mehr Informationen dazu finden Sie im

Kapitel „*Ursachenforschung/Pathologie> Aldosteron und Salz*".

Dickkopf-1 (DKK-1) hemmt die Verkalkung und ist direkt mit Arterienverkalkung assoziiert:

Dickkopf-1 (DKK-1), zugegeben ein lustiger Name, moduliert den Wnt-Signalweg*, der an der Atherosklerose beteiligt ist. In einer Studie *(364)* wurden insgesamt 270 Patienten (Durchschnittsalter 62,8 Jahre; 70 % männlich) eingeschlossen. Eine kontrastverstärkte koronare Bildgebung wurde durchgeführt, um das Vorhandensein von atherosklerotischen Plaques zu identifizieren. Die DKK1-Konzentration bei Patienten mit atherosklerotischen Plaques war signifikant höher, unabhängig von der Plaquezusammensetzung. **Die Analyse identifizierte DKK1 als unabhängigen Risikofaktor für das Vorhandensein von koronarer atherosklerotischer Plaque.**

Auf den ersten Blick mag es paradox erscheinen, dass DKK-1 die Verkalkung **lindert** *(Studie 366)*, jedoch ist hier aus meiner Sicht ganz klar davon auszugehen, dass der Körper die Verkalkung **erkannt** hat und genau **deswegen** das DKK-1 aussendet. Der Haarausfall könnte auch nur eine **Nebenwirkung** dieses Versuchs, die Verkalkung zu reduzieren, sein. Denn DKK-1 ist bekannt dafür, das Haarwachstum zu hemmen. Jedoch sind weitere Studien erforderlich, um die Rolle von DKK-1 bei Haarausfall genau zu verstehen.

Der Wnt-Signalweg ist ein wichtiger Kommunikationsweg innerhalb unseres Körpers, der eine Rolle bei der Entwicklung und Regeneration von Gewebe spielt. Er wird durch ein Signalprotein namens Wnt ausgelöst und besteht aus einer Kette von Reaktionen in den Zellen, die dazu führen können, dass bestimmte Gene aktiviert werden. In einfachen Worten ausgedrückt, kann man sich den Wnt-Signalweg wie ein Telefonat zwischen Zellen vorstellen: Wenn eine Zelle das Signalprotein Wnt aussendet, kann es von anderen Zellen empfangen werden, die dann reagieren und bestimmte Prozesse in Gang setzen. Diese Prozesse können zum Beispiel dazu führen, dass sich Zellen teilen, sich differenzieren oder dass Gewebe regeneriert wird. Der Wnt-Signalweg ist also ein wichtiger Mechanismus, der es den Zellen unseres Körpers ermöglicht, miteinander zu kommunizieren und wichtige Funktionen auszuführen. DKK-1 ist bekannt dafür, diesen Wnt-Signalweg zu stören (*365*). Das führt dazu, dass das Haarwachstum ausbleibt.

TGF-Beta spielt auch eine Rolle in der Verkalkung:

Die Rolle des TGF-Beta ist bei androgenetischer Alopezie noch nicht genau verstanden. Jedoch erscheint es sehr sicher, dass dieser Entzündungsmediator bei Glatzenträgern in zu hohen Mengen vorhanden ist und eine Hemmung dessen für das Haarwachstum vorteilhaft ist. TGF-Beta ist hauptsächlich bekannt, um eine Fibrose zu induzieren. Dies ist eine Art „Vernarbung". Details dazu finden Sie hier im Kapitel *„Ursachenforschung/Pathologie > Fibrose"*. Weniger bekannt ist allerdings die Tatsache, dass TGF-ß auch an der Verkalkung mit involviert ist. Die Studienlage ist diesbezüglich jedoch nicht ganz klar. Während eine Studie *(366)* zeigte, dass es die Fibrose hemmte, zeigte eine andere Studie, dass es sie förderte *(367)*.

Was können Sie jetzt gegen Verkalkung tun?

Leider ist das Thema Verkalkung bis heute extrem schlecht erforscht. Uns fehlen sowohl Studien als auch Erfahrungsberichte. Bislang gibt es nur die Anekdote eines Arztes von vor 100 Jahren und die Tatsache, dass an der Glatze viele Entzündungsmediatoren beteiligt sind, die auch in der Verkalkung involviert sind. Dazu kommt noch, dass viele, die sich massierten, ein *Knack-Geräusch* feststellten, welches sich nach weiteren Massagen besserte. Kalkablagerungen?

Tun können Sie eine Menge:
In einer Studie *(368)* mit **Magnesium** gegen Weichteilverkalkungen wurden 75% der Probanden von Verkalkungen geheilt. Im Kapitel *„Behandlung > Insider-Therapien"* finden Sie detaillierte Informationen!

Auch **(Apfel)essig** (oral!) könnte helfen, da er die Calciumabsorption aus dem Darm fördert. Einige berichten auch davon, durch Apfelessig keine steifen Gelenke mehr zu haben. Und noch viel wichtiger: Jemand berichtet, dass seine Haare durch 100 ml Apfelessig/Tag wieder zu wachsen begannen! Im Kapitel *„Behandlung > Insider-Therapien> Apfelessig"* finden Sie detaillierte Informationen!

Des Weiteren ist es wichtig gegen Verkalkung die **Entzündungsmediatoren zu hemmen**. Insbesondere Mastzellen! Im Kapitel *„Ursachenforschung/Pathologie > Entzündungsmediatoren"* finden Sie weitreichende Informationen.

Ursachenforschung / Pathologie
Insulinresistenz und IGF-1 ▼

Die Assoziation von androgenetischer Alopezie und Insulinresistenz ist <u>unabhängig</u> von Androgenen:
Es ist richtig, dass Androgene bei Insulinresistenz meistens erhöht sind. Das liegt daran, dass im Falle einer Insulinresistenz das *Sexualhormon bindende Globulin (SHBG)* sinkt. Dieses Protein bindet Sexualhormone. Wenn die Konzentration des SHBG sinkt, steigen die freien Androgene an.

Die größten „SHBG-Killer":	Studie:
Insulinresistenz	(626)
Hohe Insulinspiegel	(627)
Hohes Prolaktin	(627)
Hohe TNF-alpha-Spiegel (ein Entzündungsmediator)	(628)

Einige Ärzte und Wissenschaftler gingen bislang davon aus, dass diese erhöhten Androgene für den Haarausfall verantwortlich sind und nicht etwa die Insulinresistenz selbst. Doch obwohl auch zu hohe Androgene bzw. ein zu niedriges SHBG Haarausfall triggern kann, kann auch nur eine Insulinresistenz <u>alleine</u>, also ohne dass die Androgene erhöht sind, eine Glatzenbildung auslösen: Eine Studie *(105)* untersuchte, ob es bei Frauen mit androgenetischer Alopezie einen Zusammenhang zwischen Insulinresistenz und Hyperandrogenismus gibt. Es wurden insgesamt 77 Frauen mit androgenetischer Alopezie in die Studie aufgenommen, die Blutproben für die Hormon- und Zuckerwerte abgaben und einen oralen Glukosetoleranztest durchführten. Es wurde festgestellt, dass **alle** Insulinresistenz-Parameter bei den Studienteilnehmern signifikant höher waren als in der Kontrollgruppe. Eine Gruppe von 30 Patienten mit Hyperandrogenämie (zu hohe Androgene) wurde von einer zweiten Gruppe von 45 Patienten ohne Hyperandrogenämie

Die wahren Ursachen der „erblich bedingten"
Glatzenbildung, die nur Insider kennen

unterschieden und verglichen. Es wurde festgestellt, dass die Assoziation von androgenetischer Alopezie und Insulinresistenz **unabhängig** von Hyperandrogenämie ist. Obwohl diese Studie nur an Frauen durchgeführt wurde, bedeutet es nicht, dass es bei Männern anders ist. Inositol ist ein Mittel, welches gegen Insulinresistenz wirkt und viele berichten über Neuwuchs (insbesondere Frauen):

Inositol gegen Androgenetische Alopezie: Drei Erfahrungsberichte

„Ich nehme es seit fast 2 Jahren (4000 mg täglich) und es hat meinen Haaransatz und meine Kopfhaut mit so viel weniger Haarausfall wieder verdickt!" (Quelle **I1**)

„Ja ! Bei mir wurde PCOS diagnostiziert und ich merke, dass mein Haar ausfällt. Ich begann mit der täglichen Einnahme von Myo-Inositol 2000 mg und nach ein paar Tagen bemerkte ich sofort Haarsprossen und mehr Volumen. Nach ein paar Monaten sind meine Haare sichtbar dicker. Auch meine hormonelle Akne verschwand" (Quelle **I2**).

„Ich habe vor ein paar Monaten mit der Einnahme von Myo-Inositol begonnen und mein Haarausfall ging dramatisch zurück" (Quelle **I3**).

Im Kapitel „*Behandlung > Insider-Therapien > Inositol/Lecithin*" erfahren Sie alle detaillierten Informationen! Wenn der Körper insulinresistent ist, können Insulin- und IGF1-Signale nicht mehr ausreichend empfangen werden, was das Haarwachstum beeinträchtigt. Auch andere anti-diabetische Mittel wie Apfelessig oder Capsaicin haben in Erfahrungsberichten bereits zu Neuwuchs geführt! Warum gibt es dann so viele Diabetiker mit vollem Haar gibt? Vermutlich wird es daran liegen, dass diese gut therapiert sind oder aber, genetisch bedingt nicht anfällig für Glatzenbildung sind.

Ursachenforschung / Pathologie
Geschlechtshormone ▼

Hormonelles Profil zwischen Männern mit und ohne Glatze:

Hormon:	Probanden mit Glatze:	Probanden ohne Glatze:	Fazit:
DHT	45 ng / dl	35 ng / dl	Zu hoch
Testosteron	24,61 nmol/l	20,57 nmol/l	Zu hoch
DHEA-S	3,63 g / ml	2,64 g / ml	Zu hoch
LH	7,78 mIU / ml	4,56 mIU / ml	Zu hoch
Prolaktin	14,14 ng / ml	9,97 ng / ml	Zu hoch
FSH	4,02 mIU / ml	5,66 mIU / ml	Zu niedrig
SHBG	35,07 nmol / l	46,41 nmol / l	Zu niedrig

(Studien 18, 629)

DHT-Konzentrationen im Serum:

Frauen mit androgenetischer Alopezie:	**547 pg/ml**
Frauen ohne androgenetischer Alopezie:	420 pg/ml
Männer mit androgenetischer Alloziere:	**1.055 pg/ml**
Männer ohne androgenetischer Alopezie:	894 pg/ml

(Studie 806)

Zwischen Männern mit und ohne Glatze gibt es einige hormonelle Unterschiede. Diese sind jedoch nur *statistisch* zu verstehen! So kann es also sein, dass auch mancher Glatzenträger das Hormonprofil eines Mannes ohne Glatze hat. Doch in den meisten Fällen ist zumindest einer der aufgeführten Hormon-Parameter außerhalb des Referenzrahmens. Dieses Hormon-Ungleichgewicht halte ich zwar nicht für die Ursache der Glatze, doch es könnte die Entstehung der Glatze durchaus triggern. Ich gehe jetzt die Hormone mit Ihnen durch und zeige Ihnen, welche Rolle diese Hormone beim Haarausfall spielen. Wie Sie die Haarausfall relevanten Hormone wieder ins Gleichgewicht bringen, zeige ich Ihnen im Kapitel „*Insider-Therapien*".

Und in meinem Buch „Hormon-Balance mit dem Insider-Vitamin B8 Inositol", erfahren Sie zahlreiche Insider-Naturheilverfahren zur Hormon-Balance – rund um das zentral gelegene Inositol. Auf meiner Webseite (www.Insider-Heilverfahren.com) finden Sie natürlich einen ausführlichen Blick ins Buch.

▶ **Dihydrotestosteron (DHT)** ist ein männliches Sexualhormon und wird aus Testosteron mittels dem Enzym *5a-Reductase* gebildet. Es spielt eine wichtige Rolle in der Entwicklung und Funktion der männlichen Geschlechtsorgane und sekundären Geschlechtsmerkmale. Es wird auch bei Frauen in geringerer Menge produziert. DHT wird aus Testosteron durch die Wirkung des Enzyms 5-alpha-Reduktase in verschiedenen Geweben wie den Haarfollikeln, der Prostata und den Hoden produziert. Es bindet an Androgenrezeptoren und reguliert verschiedene biologische Prozesse, einschließlich der Entwicklung von Haaren, der Prostata und der Spermienproduktion. DHT wird oft mit Haarausfall bei Männern in Verbindung gebracht. Es ist bekannt, dass DHT die Haarfollikel schrumpfen lässt und das Haarwachstum hemmt. Die DHT-Blockade ist ein beliebtes Mittel zur Behandlung von Haarausfall und wird oft in Form von Finasterid und Dutasterid verschrieben. DHT spielt auch eine Rolle bei der Entstehung von gutartigen Prostatavergrößerungen und Prostatakrebs. Eine Überproduktion von DHT kann das Risiko für diese Erkrankungen erhöhen. Medikamente wie Finasterid und Dutasterid werden auch zur Behandlung von gutartigen Prostatavergrößerungen eingesetzt, indem sie die Produktion von DHT hemmen. Obwohl DHT oft als männliches Hormon bezeichnet wird, spielt es auch bei Frauen eine wichtige Rolle. Es ist an der Regulierung der Sexualfunktion und der Entwicklung der Fortpflanzungsorgane beteiligt. Eine übermäßige Produktion von DHT kann bei Frauen zu unerwünschten Effekten führen, wie zum Beispiel zu einer tieferen Stimme, einem erhöhten Haarwuchs und einer Veränderung der Körperkontur.

Das meiste DHT wird direkt in der Kopfhaut gebildet. Dennoch haben laut einer Studie Männer mit Glatze auch leicht erhöhte DHT-Spiegel im Blut. Dies muss jedoch nicht immer so sein. Auch Männer mit normalen DHT-Spiegeln im Blut, können von der Glatzenbildung betroffen sein.

▶ **Testosteron** ist das Haupt-Androgen des Mannes. Es sorgt für die typisch männlichen Attribute wie Muskeln, tiefe Stimme, aber auch Körperbehaarung (wenn die Veranlagung dazu besteht) und natürlich die Fortpflanzungsorgane. Aus dem Testosteron kann über das Enzym *Aromatase* das Östrogen gebildet werden (auch bei Männern!) oder das Dihydrotestosteron (DHT), über das Enzym *5-alpha-Reductase*. Männer brauchen beides. Sie wollen ein richtiger Mann sein. Aber natürlich darf das DHT auch nicht zu hoch sein, sonst wird die Haut zu straff und dick. Und dann verschlechtert sich die Durchblutung und die Haare gehen aus. Warum das nur auf der Kopfhaut und dort nur am Oberkopf passiert, liegt vermutlich daran, dass am Oberkopf die Galea-Sehne sitzt. Dies ist eine faserige Sehne, die selbst bereits aus Bindegewebe besteht. Wenn sich diese noch weiter verdickt, verschlechtert sich die Durchblutung. Und der Oberkopf ist sowieso bereits der am schwersten zu durchblutende Teil des Körpers. Zum anderen weist eine wissenschaftliche Studie darauf hin, dass die Glatze durch Degranulation von Mastzellen entsteht. Details dazu, finden Sie im Kapitel *„Ursachenforschung/Pathologie> Entzündungsmediatoren"*.

Es ist korrekt, dass der Kopf zwar viel besser durchblutet ist als andere Bereiche des Körpers. Dies aber nur, weil dort enorm viel Durchblutung auch ***gebraucht*** wird! Während am restlichen Körper, wo es große Arterien gibt und keine harte bindegewebsreiche Galea-Sehne, bereits wenig Durchblutung für das Haarwachstum ausreichend ist, ist für den Oberkopf **deutlich mehr** Durchblutung notwendig. Wenn der Testosteron-Wert im Blut sehr hoch ist, muss das nicht unbedingt schlecht sein – so lange davon entweder genug in Östrogen umgewandelt wird – oder aber genügend schützendes SHBG vorhanden ist. Aber dazu kommen wir ja später noch... Die Studien zeigen, dass Männer mit Glatze in jedem Fall **eher zu höheren** Testosteron-Spiegeln neigen. Testosteron erhöhte bei Mäusen auch die Verkalkung der Arterien um das 3- bis 4-fache *(Studie 18)*. Und verkalkte Arterien verursachen natürlich eine schlechtere Durchblutung. Das könnte auch der Grund sein, warum Herzinfarkte deutlich häufiger bei Männern als bei Frauen auftreten. Dazu kommt noch, dass Frauen nicht nur weniger Testosteron und DHT haben, sondern auch noch viel gefäßschützendes Östrogen.

In einer Studie *(4)* erhöhte die Behandlung mit Testosteron die Expression von Typ-I-Prokollagen auf mRNA- und Proteinebene. Die Vorbehandlung mit Finasterid hemmte die T-induzierte Typ-I-Prokollagenexpression um 40,2 %. Die Testosteron-Behandlung erhöhte die Expression des transformierenden Wachstumsfaktors Beta 1 *(TGF-Beta1)* um 81,9 %, welcher stark fibrotisch wirkt in den Fibroblasten der menschlichen Kopfhaut. Die Vorbehandlung mit **Finasterid verringerte die Expression des TGF-beta1-Proteins um 30,4 %**. Fibrose bedeutet: Vernarbung. Ein Zuviel an Bindegewebe. Und das schränkt die Durchblutung stark ein. TGF-ß ist hier der Hauptmediator, wenn es um die Bildung von zu viel Kollagen geht.

▶ **DHEA(S)** ist eine Abkürzung für Dehydroepiandrosteron(Sulfat), ein Steroidhormon, das von den Nebennieren produziert wird. Es ist das am häufigsten vorkommende Hormon im menschlichen Blutkreislauf und wird oft als Vorläuferhormon bezeichnet, da es in den Körperzellen in andere Hormone umgewandelt werden kann. Bei Frauen kann DHEA in Östrogen umgewandelt werden und hat daher eine wichtige Rolle im weiblichen Fortpflanzungssystem. Bei Männern kann DHEA in Testosteron umgewandelt werden, was eine wichtige Rolle bei der Entwicklung von Muskelmasse und Knochenstärke spielt.

Obwohl DHEA(S) im Körper auf natürliche Weise produziert wird, kann es auch als Nahrungsergänzungsmittel eingenommen werden. DHEA-Präparate werden oft als Anti-Aging-Produkte oder zur Unterstützung der sportlichen Leistungsfähigkeit beworben, obwohl die Wirksamkeit und Sicherheit umstritten sind und der Verkauf in einigen Ländern eingeschränkt ist. Ein hoher DHEA(S)-Spiegel im Blut kann auf verschiedene Gesundheitszustände hinweisen, darunter Polyzystisches Ovarialsyndrom (PCOS), Adrenogenitales Syndrom (AGS) und **Androgenetische Alopezie.** Etwa 60% des DHEA(S) werden in den Nebennieren gebildet. Die restlichen 40% in den Eierstöcken (Ovarien) und Hoden. Darüber hinaus kann ein erhöhter DHEA-S-Spiegel auch auf eine gestörte Nebennierenfunktion hinweisen. Stress, schlechte Ernährung und andere Faktoren können zu einer Überproduktion von DHEA-S führen, was wiederum die Glatzenbildung verschlimmern kann.

In der Tat berichten viele Haarausfall-Betroffene von erhöhten DHEA(S)-Spiegeln im Blut. Obwohl die genaue Ursache bis heute nicht ermittelt wurde, vermute ich den Grund dafür in der DHEAS-induzierten Produktion des TGF-Beta *(Studien **617**, **618**)*. Das ist ein Entzündungsmediator, der zu Fibrose führt. Es ist auch bekannt, dass Männer mit Glatze erhöhte TGF-ß-Spiegel im Blut haben. Mehr Informationen zum Thema Fibrose finden Sie im Kapitel *„Ursachenforschung/Pathologie > Fibrose"*

▶ **Luteinisierendes Hormon (LH)** Bei Männern stimuliert LH die Leydig-Zellen in den Hoden zur Produktion von Testosteron, das dann in DHT umgewandelt wird. Das könnte evtl. erklären, warum erhöhte Werte des LH mit der androgenetischen Alopezie **(AGA)** bei Männern assoziiert sind.

Bei Frauen wird LH im Rahmen des Menstruationszyklus ausgeschüttet und stimuliert die Produktion von Östrogenen und Progesteron. Es gibt einige Studien, die eine mögliche Rolle von LH bei Frauen mit AGA vorschlagen, da erhöhte LH-Spiegel mit einem höheren Risiko für AGA in Verbindung gebracht wurden.

▶ **Prolaktin** ist ein Hormon, das in der Hirnanhangsdrüse produziert wird und eine wichtige Rolle bei der Regulierung der Milchproduktion während der Schwangerschaft und Stillzeit spielt. Prolaktin beeinflusst auch andere Bereiche des Körpers, einschließlich des Haarwachstums. Eine hohe Konzentration von Prolaktin im Blut kann das Haarwachstum hemmen, indem es den Spiegel von Sexualhormonen wie Östrogen und Testosteron verändert. Prolaktin kann die Produktion von Östrogen reduzieren und die von Testosteron erhöhen, was zu einer Erhöhung des Dihydrotestosteron (DHT)-Spiegels führen kann. Weitere Studien sind erforderlich, um die Rolle von Prolaktin in Bezug auf das Haarwachstum zu verstehen.

▶ **Follikelstimulierendes Hormon (FSH)** ist ein Hormon, das in der Hypophyse/Hirnanhangsdrüse produziert wird und eine wichtige Rolle bei der Regulierung der Fortpflanzungsfunktionen spielt. FSH stimuliert das Wachstum und die Entwicklung von Eizellen bei Frauen und die Produktion von Spermien bei Männern. Welche Wirkung das Hormon auf das Haarwachstum hat bzw. ob überhaupt, ist wissenschaftlich noch nicht geklärt.

▶ **SHBG** Sexualhormon-bindendes Globulin (SHBG) ist ein Protein, das im Körper von Menschen, sowie einigen anderen Wirbeltieren, produziert wird und eine wichtige Rolle bei der Regulierung der Hormone spielt. Es wird hauptsächlich in der Leber synthetisiert und dient als Bindungsprotein für die Sexualhormone Testosteron, Dihydrotestosteron (DHT) und Östradiol. Die Hauptfunktion von SHBG besteht darin, die Konzentration von freiem Testosteron im Blut zu regulieren. Freies Testosteron ist das biologisch aktive Hormon, das direkt an Rezeptoren in verschiedenen Geweben des Körpers bindet und seine Wirkung entfaltet. Wenn SHBG an Testosteron bindet, wird es für die Zellen nicht mehr verfügbar und kann nicht mehr seine Wirkung entfalten. Dies kann dazu führen, dass der Testosteronspiegel im Blut sinkt.
Die Konzentration von SHBG im Blut kann durch verschiedene Faktoren beeinflusst werden, wie zum Beispiel durch Alter, Geschlecht, Gewicht, Ernährung und Hormontherapien. Ein niedriger SHBG-Spiegel im Blut ist mit einem erhöhten Risiko für Diabetes, Fettleibigkeit, Insulinresistenz und Herz-Kreislauf-Erkrankungen verbunden. Eine hohe Konzentration von SHBG im Blut kann dazu führen, dass weniger freies Testosteron im Körper verfügbar ist und somit auch weniger von den Zellen genutzt wird. Dies kann zu einer Verminderung der Symptome von hormonell bedingten Erkrankungen führen, wie der androgenetischen Alopezie.

SHBG sollte immer HOCH sein! einer Studie *(83)* von kombinierten Myo-Inositol- und D-Chiro-Inositol (10:1) 2x täglich 550 mg/Tag für 6 Monate bei Patienten mit polyzystischem Ovarialsyndrom (PCOS), kam es zu einem signifikanten Anstieg des SHBG. Frauen und Männer mit Glatze haben deutlich erniedrigte SHBG-Werte, die das DHT ansteigen lassen.

Ursachenforschung / Pathologie
Leptinresistenz ▼

Leptin ist ein vom weißen Fettgewebe synthetisiertes Hormon, welches an der Steuerung des Hunger- und Sättigungsgefühls beteiligt ist. Übergewichtige haben die höchsten Leptinspiegel. Das erscheint zunächst paradox, da Übergewichtige meist viel Hunger haben und dieses Hormon ja eigentlich für eine Sättigung sorgen sollte. Doch bei Übergewicht entsteht eine Resistenz gegen Leptin. Obwohl die Leptinspiegel im Blut hoch sind, reagiert der Körper nicht mehr darauf. Eine Studie *(106)* untersuchte die Rolle von Leptin bei androgenetischer Alopezie. Die Studie ergab, dass der Plasma-Leptinspiegel bei Glatzenträgern höher ist als in der Kontrollgruppe mit vollem Haar und dass höhere Leptinspiegel mit einem größeren Risiko für die Entwicklung der Glatze verbunden sind. Es wurde auch festgestellt, dass die Leptin-mRNA-Expression im Fettgewebe der kahlen Kopfhaut im Vergleich zur normalen Kopfhaut signifikant geringer ist. Das Leptin ist also im Blut zu hoch und in der Kopfhaut zu niedrig. Das deutet auf eine **Leptinresistenz** im Gewebe (der Kopfhaut) hin *(306)*. Das heißt: Das Leptin-Signal kommt in den Zellen nicht mehr an und der Haarwuchs wird gestört. Leptin kann den Haarfollikel über den systemischen Kreislauf und aus dem lokalen Fettgewebe der Haut erreichen.

Leptin im Blutserum:
Probanden **mit** Glatze   **4,45** ng/ml
Probanden **ohne** Glatze   **2,76** ng/ml
(Studie 106)

Leptin spielt auch eine wichtige Rolle bei der Wundheilung und Immunmodulation in der Haut. Eine Studie überprüfte die Wirkung von Leptin auf den Zyklus der Haarfollikel bei Wildtypmäusen. Die Forscher berichteten, dass Leptin in dermalen Papillenzellen in

Haarfollikeln produziert wird und dass **Leptinrezeptor-defiziente Mäuse eine Anomalie im Zyklus der Haarfollikel aufweisen** und Leptin-Injektion den Übergang in die Wachstumsphase des Haarzyklus bewirkten *(107)*. Wie können Sie nun das Leptin im Blut senken und in der Kopfhaut erhöhen? Eine Studie *(66)* an Schweinen hat gezeigt, dass Leptin im Wundsekret exprimiert wird und dies die Wundheilung vorantreibt. Es ist davon auszugehen, dass es dies auch bei Menschen tut. Leptin ist wichtig für die Wundheilung *(Studie 67)*. Die wichtigste Therapie gegen Glatze für hartnäckige Fälle ist der Dermaroller/Dermastamp! Das ist ein Roller bzw. Stempel, der lauter kleine Nadeln hat und dadurch die Wundheilung in der Kopfhaut induziert. Daraufhin wird das Gewebe der Kopfhaut remodelt. Fibrose (Vernarbungen) und Verkalkung werden aufgelöst, neue zusätzliche Blutgefäße geschaffen und auch die Leptin-Produktion wird angekurbelt, da Wunden viel Leptin produzieren. Ausführliche Informationen zum Dermaroller/Stamp und wie Sie ihn anwenden, erfahren Sie hier im Buch im Kapitel *„Behandlung > Insider-Therapien> Dermaroller/Stamp"*. Warum hauptsächlich Männer von Haarausfall betroffen sind, könnte auch daran liegen, dass das männliche Geschlechtshormon Dihydrotestosteron (DHT) das Leptin lokal im Gewebe zu **30% senkt**, während das weibliche Sexualhormon Estradiol (E2) es um **230% erhöht** *(Studie 311)*.

So korrigieren Sie das Leptin-Ungleichgewicht:

Wirkstoff:	Wirkung:	Studien:
Dermaroller (Verwundung)	Erhöht Leptin lokal im Gewebe	(312) - (314)
Zimtaldehyd (Cassia-Zimt)	Senkt Leptin im Blut	(310)
(Apfel)-Essig	Senkt Leptin im Blut	(308)
Tocotrienol	Senkt Leptin im Blut	(309)
Inositol	Senkt Leptin im Blut	(307)

Eine genaue Beschreibung der Wirkstoffe, finden Sie hier im Buch unter *„Behandlung > Insider-Therapien"*

Ursachenforschung / Pathologie
Aldosteron und Salz ▼

In diesem Kapitel erfahren Sie, warum Sie Ihren Aldosteron-Spiegel unbedingt niedrig halten sollten, da dieses Hormon in hohen Konzentrationen **gravierend schädliche Auswirkungen auf das Haarwachstum und die Gesundheit der Blutgefäße hat!**

Wissenschaftler haben bereits überprüft, ob es einen Unterschied im Aldosteron-Spiegel zwischen gesunden Probanden und Probanden mit Glatze gibt. Die Probanden bestanden aus jeweils 40 Personen mit und ohne Glatze. Die Studie kam zu dem Ergebnis, dass Probanden mit Glatze sehr viel höheres Aldosteron im Blut hatten: **197** bei kahlköpfigen und nur **133** pg/mL bei nicht kahlköpfigen. Auch der Blutdruck war bei den Probanden mit Glatze höher: **136** vs. **124** mmHg *(Studie 620)*.

Eine weitere Studie *(621)*, die diesmal nur an Frauen durchgeführt wurde, kam zum selben Ergebnis: Frauen mit Glatze und dünner werdendem Haar zeigten signifikant höhere systolische Blutdruckwerte (**139** vs. **107** mmHg), diastolische Blutdruckwerte (**87** vs. **67** mmHg) und Aldosteronspiegel (**249** vs. **155** pg mL).

Wie Sie sicher wissen, haben Männer mit Glatze oft (wenn auch nicht immer), höhere DHT-Spiegel im Blut. Eine Studie *(622)* konnte zeigen, dass **Aldosteron die DHT-Produktion fördert.**

Weitere Studien zeigen außerdem, dass Aldosteron stark an der **Gefäßverkalkung** beteiligt ist *(623, 624)*.

Aldosteron erhöht auch TGF-Beta und wirkt daher fibrotisch: Eine 3-tägige Aldosteron-Infusion bei ansonsten normalen Ratten verursachte eine mehr als zweifache Erhöhung der TGF-beta-

Ausscheidung ohne Veränderungen des systolischen Drucks oder Anzeichen einer Nierenschädigung. Die gleichzeitige Behandlung mit Amilorid *(das ist ein Arzneimittel, das zur Gruppe der kaliumsparenden Diuretika gehört. Es erhöht die Ausscheidung von Natrium und hält Kalium zurück)* veränderte diese Wirkung nicht, was darauf hindeutet, dass die Stimulierung von TGF-beta durch Aldosteron unabhängig von seiner Regulierung des Natrium- oder Kaliumtransports war. Die gleichzeitige Behandlung mit **Spironolacton** blockierte jedoch den Anstieg von TGF-beta, was darauf hindeutet, dass die Wirkung vom Mineralocorticoid-Rezeptor abhängt *(Studie 625)*. Spironolacton ist ein gutes Mittel gegen die androgenetische Alopezie, da viele Studien eine Wirkung bestätigten. Im Kapitel „Behandlung" finden Sie dazu alle Informationen!

Die Sachlage ist paradox, da niedrige Kaliumspiegel normalerweise zu niedrigen Aldosteron-Spiegeln führen, während hohe Kaliumspiegel zu hohen Aldosteron-Spiegeln führen. Doch zeigen alle Studien, dass die Menschen einen riesigen **Mangel an Kalium** haben und keinen an Natrium. Es wäre fatal, den Menschen zu einer Ernährung zu raten, die reich an Natrium und arm an Kalium ist. Dazu brauchen Sie sich nur den ganzen Tag von Tütensuppe zu ernähren. Es ist davon auszugehen, dass hohe Mengen Kalium den Aldosteronspiegel langfristig normalisieren. Aber die Mechanismen, wie Kalium den Aldosteronspiegel normalisieren kann, sind noch nicht ganz verstanden.

Aldosteron ist das wichtigste Mineralokortikoid und wird in den Zellen der äußeren Schicht der Nebennierenrinde produziert. Es reguliert den Natrium- und Kaliumhaushalt im Körper und ist maßgeblich an der Aufrechterhaltung des Blutvolumens beteiligt. Durch die erhöhte Rückresorption von Natrium in den Nieren wird Wasser in den Körper zurückgehalten und der Blutdruck steigt. Eine Störung des Aldosteronhaushalts kann zu verschiedenen

Erkrankungen führen. Eine Überproduktion von Aldosteron, auch als *Hyperaldosteronismus* bezeichnet, kann zu einem erhöhten Blutdruck, Wassereinlagerungen im Körper und einem Mangel an Kalium führen. Eine Unterproduktion von Aldosteron, auch als *Hypoaldosteronismus* bezeichnet, kann zu einem Mangel an Natrium und zu erhöhten Kaliumspiegeln führen. Deoxycorticosteron und Corticosteron sind ebenfalls Mineralokortikoide, spielen jedoch eine weniger bedeutende Rolle als Aldosteron. Sie beeinflussen den Natrium- und Kaliumhaushalt in ähnlicher Weise wie Aldosteron, haben jedoch eine geringere Affinität zu den entsprechenden Rezeptoren.

Die Wirkung der Mineralokortikoide wird durch verschiedene Faktoren beeinflusst. So kann beispielsweise eine erhöhte Konzentration von Angiotensin 2, einem Hormon, das den Blutdruck reguliert, die Ausschüttung von Aldosteron erhöhen.

Starke Änderung der Ernährung in den letzten Jahrzehnten hat fatale Auswirkungen auf die Gesundheit:

Die Geschichte des Menschen hat möglicherweise dazu geführt, dass der Körper gut darin ist, Natrium zurückzuhalten und Kalium auszuscheiden (genau das macht Aldosteron!), da Natrium in der menschlichen Ernährung früher rar und Kalium reichlich vorhanden war. Allerdings haben sich die Ernährungsgewohnheiten der Menschen im Laufe der Zeit verändert und es gibt heute eine Fülle von Nahrungsmitteln, die reich an Natrium und arm an Kalium sind. Insgesamt kann gesagt werden, dass die moderne westliche Ernährung oft zu einem Ungleichgewicht im Salz- und Wasserhaushalt führt und es ist wichtig, eine ausgewogene Ernährung zu sich zu nehmen, die **reich an Kalium und arm an Natrium ist.** Während Aldosteron Natrium zurückhält und Kalium ausscheidet, gibt es praktisch keinen direkten körpereigenen „Gegenspieler". Die Pharma-Industrie hat jedoch so einen entwickelt und der Wirkstoff lautet *„Spironolacton"*. Dieses Medikament macht das Gegenteil wie Aldosteron: Es erhöht die Natriumausscheidung und fördert die Kaliumzurückhaltung. Das hat massive gesundheitliche Vorteile. Studien zeigen, dass Spironolacton den Blutdruck senkt, Verkalkungen und Fibrose vorbeugt oder diese teilweise sogar umkehrt. Wer Spironolacton zu sich nimmt, muss sich quasi über einen Kaliummangel nicht viel sorgen. Im Gegenteil, solche Leute müssten aufpassen, nicht *zu viel* Kalium zu sich zu nehmen. In Zeiten, in denen wir mit Natrium überschwemmt werden und Kalium Mangelware ist, ein echter Segen. Wer kein Spironolacton zu sich nehmen möchte, der kann auch Kalium in hohen Mengen über die Nahrung oder über Supplements zu sich nehmen.

Kaliumaufnahme durch die Nahrung früher und heute:

Früher:	Heute:
Kalium **10,5 g** / Tag	Kalium **3,4 g** / Tag
Natrium **0,8 g** / Tag	Natrium **4,3 g** / Tag

Sie sehen also: Das Verhältnis von Kalium zu Natrium lag früher bei 10:1. Heute ist es im besten Falle bei 1:1, wobei oftmals sogar noch mehr Natrium als Kalium konsumiert wird. Kalium und Natrium sind Gegenspieler. Und je mehr Natrium wir zu uns nehmen (und das ist heutzutage eine Menge, denn fast überall ist Salz enthalten), desto mehr Kalium brauchen wir. Schon bei der geringen Natriummenge früher, aß man 10 g Kalium am Tag. Man kann sich vorstellen, dass das nicht ohne Folgen bleibt. **Es ist offensichtlich, dass parallel zur Entgleisung des Natrium/Kalium-Verhältnisses auch die Krebserkrankungen explodierten. Studien beweisen einen eindeutigen Zusammenhang:** In der Studie *(1036) „Kalium, Natrium und Krebs: eine Überprüfung"* wurde bestätigt, dass Patienten mit hyperkaliämischen Krankheiten (Parkinson, Morbus Addison) deutlich seltener an Krebs erkranken als Patienten mit hypokaliämischen Krankheiten (Alkoholismus, Übergewicht, Stress), also einen Mangel an Kalium aufweisen.

In der Untersuchung *(Studie 1037)*: „Geographisches Krebsrisiko und das intrazelluläre Kalium / Natrium-Verhältnis" heißt es, Zitat:
„Eine Reihe von unabhängigen Studien zeigten, dass die Konzentration von intrazellulärem Kalium negativ mit Krebsraten korreliert, während die Konzentration von intrazellulärem Natrium positiv auf Krebsraten korreliert." Detaillierte Informationen zum Thema Krebs, finden Sie in meinem Buch *„Insider-Heilverfahren gegen Krebs"*.

Zahlreiche weitere Krankheiten werden durch einen Mangel an Kalium mit- oder direkt verursacht:

Akne
Einige bemerkten als Nebenwirkung einer kaliumreichen Ernährung, dass plötzlich ihre Haut davon sehr rein wurde. Wissenschaftliche Studien stehen allerdings noch aus.

Bluthochdruck
Kalium spielt eine wichtige Rolle bei der Regulierung des Blutdrucks.

Herzrhythmusstörungen
Kalium ist für eine normale Herzfunktion unerlässlich. Ein Mangel an Kalium kann zu Herzrhythmusstörungen führen.

Nierenerkrankungen
Nieren spielen eine wichtige Rolle bei der Kaliumausscheidung. Ein Mangel an Kalium kann daher bei Nierenerkrankungen häufiger auftreten.
Unter anderem. Diese Liste ist nicht vollständig!

Tipp: Kalium sollte immer im Vollblut gemessen werden! Denn Kalium kommt zu 98% intrazellulär (also in den Zellen vor). Der normale intrazelluläre Kaliumspiegel variiert je nach Zelltyp und Gewebe, aber im Allgemeinen sollte er zwischen 120 und 150 Millimol pro Liter (mmol/L) liegen. In Muskelzellen und insbesondere in Herzmuskelzellen kann der Kaliumspiegel höher sein. Es ist wichtig, den intrazellulären Kaliumspiegel in einem engen Gleichgewicht mit dem extrazellulären Kaliumspiegel zu halten. Eine Abweichung des intrazellulären Kaliumspiegels kann zu Störungen des zellulären Stoffwechsels führen und verschiedene gesundheitliche Probleme verursachen. Zum Beispiel kann eine Hypokaliämie, die einen niedrigen extrazellulären Kaliumspiegel verursacht, dazu führen, dass Kalium aus den Zellen ausgetrieben wird, um das Gleichgewicht aufrechtzuerhalten. Dies kann zu einer Hypokaliämie im intrazellulären Raum führen, die sich negativ auf die Funktion von Zellen und Geweben auswirken kann. Daher ist es wichtig, ein ausgewogenes Verhältnis zwischen intrazellulärem und extrazellulärem Kaliumspiegel aufrechtzuerhalten, um eine optimale zelluläre Funktion und Gesundheit zu gewährleisten.

Meine Vorschläge für einen optimalen Aldosteron-Spiegel:

Substanz:	Wirkung gegen Haarausfall:
Spironolacton	In vielen Studien belegt (auch mit Neuwuchs)
Capsaicin (Cayenne-Pfeffer)	In einer Studie zusammen mit Soja-Isoflavonen (oral), kam es bei einem Großteil der Probanden zu Neuwuchs.
Kalium	Studien gegen Haarausfall fehlen

Details zur Anwendung dieser Maßnahmen,
finden Sie im Kapitel „*Behandlung*".

Ursachenforschung / Pathologie
Entzündungsmediatoren ▼

Starkes Ungleichgewicht von Prostaglandinen in kahlen Bereichen der Kopfhaut gefunden:

Im Jahr 2012 gab es große Aufregung um einen neuen, bisher unentdeckten Faktor der Glatzenbildung: In der kahlen Kopfhaut von Glatzenträgern fanden Wissenschaftler *(Studie 68)* erhöhte Werte eines Gewebshormons, namens **Prostaglandin D2**. Es stellte sich heraus, dass dieses Gewebshormon das Haarwachstum hemmt. Ein weiteres Gewebshormon, das Prostaglandin E2 hingegen, war bereits viele Jahre zuvor als Haarwuchs *fördernd* bekannt. Kurzum: In der Studie *(68)* fanden die Wissenschaftler, dass Menschen mit Glatze **doppelt so hohe Mengen** an Prostaglandin D2 in der Kopfhaut haben gegenüber Menschen ohne Glatze. Die Spiegel des haarwuchsfördernden Prostaglandin E2 hingegen, waren in der Gruppe der Männer mit dichtem Haar höher als bei denen mit Glatze. Diese erhöhten Prostaglandin D2-Spiegel in der kahlen Kopfhaut könnten ein Zeichen für eine **Verkalkung** dieser sein. Details dazu finden Sie hier im Kapitel *„Ursachenforschung / Pathologie > Verkalkung"*.

Das veranlasste viele User aus Haarausfall-Foren dazu, Tests mit Medikamenten durchzuführen, die das Prostaglandin D2 hemmen. Und die Ergebnisse können sich sehen lassen. Obwohl es auch User gibt, die berichteten, dass es ihnen nicht geholfen hat (möglicherweise haben sie es zu kurz verwendet), berichteten viele über Neuwuchs *(D1)*. Die User verwendeten dazu das Medikament mit dem Wirkstoff *Diclofenac*. Dies ist ein synthetischer Hemmer der Cyclooxigenase vom Typ 2. Es hemmt auch schwach den Typ 1. Grundsätzlich gibt es zwei verschiedene Typen: Der Typ 1 ist *immer* vorhanden, während der Typ 2 bei Entzündungen vermehrt gebildet wird. In der folgenden Grafik können Sie sehen, wie die Prostaglandine gebildet werden.

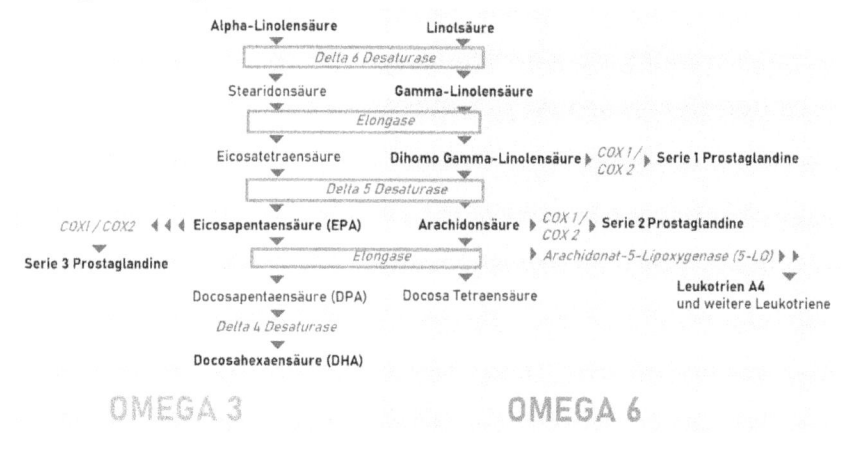

```
                    Alpha-Linolensäure      Linolsäure
                              Delta 6 Desaturase
                    Stearidonsäure      Gamma-Linolensäure
                              Elongase
                    Eicosatetraensäure    Dihomo Gamma-Linolensäure ▶ COX 1/COX 2 ▶ Serie 1 Prostaglandine
                              Delta 5 Desaturase
  COX1/COX2 ◀◀◀ Eicosapentaensäure (EPA)   Arachidonsäure ▶ COX 1/COX 2 ▶ Serie 2 Prostaglandine
  Serie 3 Prostaglandine        Elongase        ▶ Arachidonat-5-Lipoxygenase (5-LO) ▶ ▶
                    Docosapentaensäure (DPA)   Docosa Tetraensäure    Leukotrien A4
                     Delta 4 Desaturase                               und weitere Leukotriene
                    Docosahexaensäure (DHA)

        OMEGA 3                        OMEGA 6
```

Ausgangssubstanzen sind immer die mehrfach ungesättigten Fettsäuren der Omega 3- und Omega 6-Gruppe. Leider hat die Hemmung der COX-2 auch zur Folge, dass nicht nur das haarwuchshemmende PGD2, sondern auch das haarwuchsfördernde PGE2 gehemmt wird. Jedoch scheint eine Überexpression des PGD2 sehr viel gravierender zu sein als ein Mangel an PGE2. Deswegen hat es geholfen. Nichts desto trotz wäre es besser, wenn zusätzlich zur PGD2-Hemmung auch das PGE2 erhöht werden könnte. Und dazu eignet sich **Rizinusöl** optimal, da es ein halber Prostaglandin E-Agonist ist. Es besetzt selbstständig zwei der insgesamt vier Prostaglandin-Agonisten (EP3 und EP4). Zusätzlich senkt Rizinusöl auch das schädliche Prostaglandin D2 *(Studie 103)*.

Wie Sie mit Hilfe von Rizinusöl wieder zu neuem Haarwuchs kommen, erfahren Sie hier im Buch in den Kapiteln:

„Behandlung > Insider-Therapien> Rizinusöl"

Und in einem Fallbericht *(D2)*, der in einem wissenschaftlichen

Journal veröffentlicht wurde, bekamen drei Männer (alle im Alter zwischen 73 und 79 Jahren) den Wirkstoff 3% Diclofenac verschrieben (äußerlich angewandt, als Gel). Zwar nicht gegen ihre Glatze, sondern gegen aktinische Keratose (eine Hauterkrankung). Doch als Nebenwirkung stellten die Männer ein unerwartetes Haarwachstum fest. Und zwar **genau** dort, wo das Gel aufgetragen wurde! Alle drei hatten seit mehr als 15 Jahren die typisch männliche Glatzenbildung.

Wie schädlich das Prostaglandin D2 auf das Haarwachstum wirkt, zeigt auch folgende Maus-Studie *(101)*: Die exogene Anwendung von PGD2 verringerte die wundinduzierte Haarfollikel-Neogenese bei Wildtypmäusen und Mäuse ohne den PGD2-Rezeptor zeigten eine erhöhte wundinduzierte Haarfollikel-Neubildung. Diese Information kann vor allem für Menschen interessant sein, die den Dermaroller/Stamp verwenden, da dieser durch Verwundung wirkt. Eine Hemmung von PGD2 und im besten Fall auch eine Erhöhung des PGE2 (durch Rizinusöl) könnte den Therapieerfolg durch das Wounding noch weiter erhöhen! Ausführliche Informationen zum Dermaroller/Stamp, erfahren Sie hier im Buch im Kapitel:
„*Behandlung > Insider-Therapien > Dermaroller/Dermastamp*".

Warum es überhaupt zu diesem Prostaglandin-Ungleichgewicht gekommen ist, ist bislang nicht genau bekannt. Eine Studie konnte jedoch zeigen, dass Mastzellen an der Glatzenbildung beteiligt sind und Prostaglandin D2 ist ein Bestandteil von Mastzellen. Sie müssen jedoch keine synthetischen COX-2-Hemmer benutzen. Die ätherischen Öle von **Thymian**, **Oregano** und **Zitronengras** haben sich ebenfalls als COX-2-Hemmer erwiesen! Im Kapitel „*Behandlung > Insider-Therapien>Ätherische Öle*" erfahren Sie dazu alle wichtigen Informationen!
Auch Knoblauchsaft und Zwiebelsaft sind COX-2-Hemmer und es gibt einige Erfahrungsberichte über Neuwuchs, von Leuten, die Zwiebel-

oder Knoblauchsaft auf ihrer Kopfhaut anwandten. Im Kapitel „*Insider-Therapien*" erfahren Sie, wie Sie Knoblauchsaft, Zwiebelsaft und vieles mehr erfolgreich gegen die Glatze einsetzen können.

Detaillierte Informationen zum Thema Prostaglandine, erfahren Sie in meinem Buch „*Das Märchen vom bösen, entzündungsfördernden Omega 6*". Dort erfahren Sie auch, welches pflanzliche Öl wie im Körper wirkt.

Die Rolle von Entzündung und Immunität in der Pathogenese der androgenetischen Alopezie:

Das Ziel einer Studie *(102)* war es, die Rolle von Immunität und Entzündung bei androgenetischer Alopezie bei Frauen zu bestimmen. 52 Frauen mit androgenetischer Alopezie unterzogen sich Kopfhautbiopsien. Bei 18 Patienten wurde eine serologische Untersuchung auf Antikörper gegen Androgenrezeptor, Östrogenrezeptor und Zytokeratin 15 durchgeführt. In vielen Fällen wurde eine lymphozytäre Follikulitis beobachtet, die auf das Wulstepithel abzielte. 33 von 52 weiblichen Patienten hatten signifikante Ablagerungen von **Immunglobulin M (IgM)** innerhalb der epidermalen Basalmembranzone, typischerweise begleitet von Komponenten der Komplementaktivierung. Biopsien von Männern mit androgenetischer Alopezie zeigten ein ähnliches Entzündungsmuster und Ablagerung von Immunreaktanten. Die Untersuchung auf Antikörper gegen Androgenrezeptor, Östrogenrezeptor oder Zytokeratin 15 war negativ. Bislang ist noch nicht genau verstanden, wie und warum es zu diesen Entzündungen kommt. Ich vermute jedoch Mikroben, Muskelverspannungen, Allergien oder eine Histamin-Intoleranz als Ursache.

Mastzellen in kahlen Regionen der Kopfhaut bei Patienten mit androgenetischer Alopezie gefunden:

Eine Studie *(325)* untersuchte die Kopfhaut von drei Männern und einer Frau mit fortschreitender androgenetischer Alopezie. Untersuchungen zeigten, dass die perifollikuläre Hülle in den kahlen Bereichen im Vergleich zu den nicht-kahlen Bereichen verdickt war. Dies war mit **Mastzelldegranulation** und Fibroblastenaktivierung verbunden. Immunhistochemische Untersuchungen zeigten, dass die Übergangsregionen eine T-Zell-Infiltration aufwiesen, während die Kontrollbiopsien frei von Entzündungen waren. Die Studie legt nahe, dass eine fortschreitende Fibrose der perifollikulären Hülle bei Läsionen der Alopezie auftritt und mit einer T-Zell-Infiltration des follikulären Stammzell-Epithels beginnen kann. Eine Verletzung des follikulären Stammzell-Epithels und/oder eine Verdickung der Haarfollikel kann den normalen Haarzyklus beeinträchtigen und zu Haarausfall führen.

Eine Studie *(336)* untersuchte die mögliche Rolle von Mastzellen bei männlichem Haarausfall. Dazu wurden gepaarte Stanzbiopsien von kahl werdenden Scheiteln und nicht kahl werdenden Scheiteln von zehn Patienten mit Glatze und von fünf gesunden Probanden entnommen. Die Biopsien wurden histologisch untersucht und auf Kollagen- und elastische Faserstrukturen sowie die Anzahl der Mastzellen analysiert. Die Ergebnisse zeigen, dass in den kahl werdenden Scheiteln eine **signifikante Erhöhung der Kollagenbündel und eine nahezu 4-fache Zunahme der elastischen Fasern** im Vergleich zu den Kontrollen festgestellt wurden. **Die Gesamtzahl der Mastzellen in Kopfhautproben war bei Glatzenträger-Probanden etwa 2-mal höher als bei normalen Kontrollen.** Es wurde festgestellt, dass der Prozentsatz elastischer Fasern relativ mit Mastzellen korreliert. Diese Ergebnisse deuten darauf hin, dass angesammelte Mastzellen für eine erhöhte Synthese elastischer Fasern bei der Entstehung der Glatze verantwortlich sind. Eine hoch interessante Studie *(610)*, welche 2013 veröffentlicht wurde, zeigte, dass es in der Kopfhaut von Menschen Unterschiede in der Verteilung von Prostaglandin-D2-Synthase (PGD2S) gibt, einem Enzym, das mit der Glatzenbildung assoziiert ist. Die Autoren der Studie haben gezeigt, dass der PGD2S-Ausdruck durch Mastzellen im dermalen Bereich der Kopfhaut reguliert wird und dass es eine höhere Anzahl von Mastzellen gibt, die PGD2S im Bereich der Kopfhaut exprimieren, insbesondere in der Nähe der Haarfollikel im Bereich des Scheitels, im Vergleich zu anderen Bereichen der Kopfhaut.

Die Forscher haben auch festgestellt, dass dieser Unterschied in der Verteilung von Mastzellen und PGD2S-Ausdruck in der Kopfhaut **unabhängig** davon ist, ob der Patient eine Glatze hat oder nicht, was darauf hindeutet, dass diese Unterschiede eine allgemeine anatomische Eigenheit der Kopfhaut sein könnten. Dies könnte also das typische Muster der Glatze erklären: Die Glatze entsteht nur dort, wo Mastzellen degranuliert werden oder es zu einer erhöhten Prostaglandin D2-Synthase kommt.

Es könnte also sein, dass im Haarkranz allgemein weniger Mastzellen sind, die degranulieren (können). Oder aber, dass die Prostaglandin D2-Synthase im Oberkopf höher ist als im Kranz. Weitere Studien sind erforderlich, um Mastzellen in Bezug auf die Glatzenbildung zu verstehen. **In jedem Fall aber, sind sowohl Mastzellen, als auch deren Produkt Prostaglandin D2, <u>Gift</u> für das Haarwachstum!** Diese sollten Sie also unbedingt hemmen! Im Kapitel *„Behandlung"* zeige ich Ihnen, wie.

Das könnte erklären, warum Haartransplantationen funktionieren. Denn sie transplantieren einen Haarfollikel, der wahrscheinlich keine Mastzellen besitzt oder aber genetisch bedingt, Mastzellen ausschüttet, die arm an Prostaglandin D2 sind. Weitere Studien sind gerechtfertigt.

Was sind Mastzellen?

Mastzellen sind eine spezielle Art von Immunzellen, die im Körper eine wichtige Rolle bei der Bekämpfung von Infektionen und Entzündungsreaktionen spielen. Diese Zellen sind besonders bekannt für ihre Fähigkeit, schnell auf Fremdstoffe wie Allergene und Pathogene zu reagieren. Mastzellen sind in verschiedenen Geweben des Körpers verteilt, einschließlich der (Kopf)-Haut, der Atemwege, des Magen-Darm-Trakts und des Kreislaufsystems. Sie sind normalerweise in einem inaktiven Zustand und warten darauf, aktiviert zu werden. Wenn Mastzellen aktiviert werden, setzen sie eine Vielzahl von Substanzen frei, darunter Histamin, Prostaglandin D2, Zytokine und Leukotriene. Diese Substanzen lösen Entzündungen aus und können verschiedene Symptome verursachen, wie Rötungen, Schwellungen, Juckreiz und Schmerzen. Mastzellen spielen auch eine wichtige Rolle bei der Wundheilung und der Reparatur von Gewebeschäden. Sie können bestimmte Wachstumsfaktoren freisetzen, die die Regeneration von verletztem Gewebe fördern. Störungen in der Funktion von Mastzellen können zu verschiedenen Krankheiten führen, darunter Allergien, Asthma, entzündliche Darmerkrankungen, einige Krebsarten und die „erblich bedingte" Glatzenbildung.

TGF-Beta ist in der kahlen Kopfhaut hochreguliert:

Transforming Growth Factor beta (TGF-ß) ist ein zelluläres Signalprotein, das in vielen Geweben vorkommt und eine wichtige Rolle bei der Entwicklung, Wachstum und Regeneration von Zellen spielt. In Bezug auf androgenetische Alopezie gibt es einige Hinweise darauf, dass TGF-ß eine Rolle bei der Entwicklung und Progression dieser Erkrankung spielt. Studien *(611, 612)* zeigten, dass TGF-Beta durch DHT aktiviert wird. Das führt zur Bildung von Fibrose. Der Haarfollikel vernarbt. Es gibt eine Reihe von naturheilkundlichen Mitteln, die TGF-ß hemmen. Zum Beispiel Knoblauchsaft, Zwiebelsaft, Lemongrasöl, Oreganoöl oder Thymianöl. Allerdings könnte es sein, dass der Haarausfall bereits durch die Mastzell-Degranulation und Prostaglandin D2-Ausschüttung stattfindet und eine Hemmung von TGF-ß *alleine* (also *ohne* dazugehörige Mastzell-Hemmung) nicht ausreicht. Zwiebelsaft und Lemongrasöl sind z.B. zwei Mittel, die die Mastzellen direkt hemmen und damit auch die Prostaglandin D2-Synthese. Im Kapitel „Behandlung" finden Sie alles, was Sie wissen müssen.

Die Reihenfolge, die zur Entstehung der Glatze führt, sieht also so aus:

Entzündungen
▼
DHT
▼
Oxidativer Stress
▼
Mastzellen
▼
TGF-Beta
▼
Verkalkung und Fibrose
▼
Haarausfall

In Bezug auf androgenetische Alopezie (AGA) gibt es einige Hinweise darauf, dass TGF-ß eine Rolle bei der Entwicklung und Progression dieser Erkrankung spielt. Studien *(611, 612)* zeigen, dass TGF-Beta durch DHT aktiviert wird. Der DHT-Hemmer Finasterid hemmt TGF-Beta um 30% *(Studie 4)*. Das könnte auch einer oder der Mechanismus sein, wie das Medikament gegen Haarausfall wirkt.

Wirkstoffe aus der Natur gegen Entzündungsmediatoren: Einige Beispiele

Wirkstoff:	Hemmt COX-2:	Hemmt Mastzellen:	Anti-mikrobiell:	Hemmt TGF-ß:	Hemmt PGD2:
Thymianöl	✔	Teilweise	✔	✔	Unsicher
Zwiebel(saft) / Quercetin	✔	✔	✔	✔	✔
Knoblauch(saft)	✔	✔	✔	✔	✔
Minzöl	Unsicher	Unsicher	Teilweise	✔	Unsicher
Omega 3-Fetts.	Teilweise	✔	Nein	Teilweise	Teilweise
Rizinusöl	Nein	Nein	Nein	Unsicher	✔
Lemongrasöl	✔	✔	✔	Unsicher	✔
Vitamin D	Teilweise	Teilweise	Teilweise	Teilweise	Teilweise

Alle Angaben ohne Gewähr

Zwiebelsaft und **Knoblauchsaft** erfüllen alle Ansprüche, um die Entzündungsmediatoren, die bei androgener Alopezie hochreguliert sind, zu korrigieren.

Im Kapitel „*Behandlung > Insider-Therapien*" wird alles genau beschrieben! Dort finden Sie auch die Studien-Quellen.

Ursachenforschung / Pathologie
Mikroben ▼

Wie Insider heute wissen, wird die Glatze durch **Mastzellen** ausgelöst. Hintergründe dazu, finden Sie hier im Buch im Kapitel *„Ursachenforschung/Pathologie"> Entzündungsmediatoren"*. Doch was verursacht diese Mastzell-Degranulation? Die Ursache wird sicher bei jedem anders sein. Mastzellen werden ausgelöst durch Infektionen, Toxine, Allergien oder Stress.

Ein User aus dem Internet, der eine Tonsur-Glatze hatte (das ist der Bereich hinten am Oberkopf, wo der Papst immer sein Cap trägt), berichtet mit Vorher-Nachher-Fotos, dass ihm alle Haare wieder nachwuchsen, nachdem er ein **Anti-Pilz-Spray** benutzte. Aus urheberrechtlichen Gründen darf ich die Fotos hier leider nicht im Buch abbilden. Sie finden die Fotos jedoch, wenn Sie folgenden Link im Internet eingeben: https://imgur.com/a/1LG9M

Eine Studie *(613)* untersuchte das Mikrobiom der Haarfollikel von Patienten mit Haarausfall im Vergleich zu gesunden Probanden. Die Studie zeigte, dass **Patienten mit Haarausfall eine erhöhte Anzahl von Propionibacterium acnes in den mittleren und unteren Kompartimenten von miniaturisierten Haarfollikeln aufwiesen.** Diese erhöhte Häufigkeit von P. acnes könnte mit einer erhöhten Genexpression der Immunantwort in den Haarfollikeln in Verbindung gebracht werden.

Eine Studie *(614)* beschreibt eine Serie von vier Patienten mit diffusem, nicht vernarbendem Haarausfall, begleitet von Hyperseborrhoe und deutlichen keratinartigen Haarabdrücken. *Propionibacterium acnes* wurde bei zwei der Patienten in der Kopfhaut isoliert und in einer Kopfhautbiopsie eines Patienten wurden grampositive, Giemsa-positive **Bakterien in den**

Haarfollikeln beobachtet. Die Patienten reagierten nicht auf die Standardbehandlung für seborrhoische Dermatitis, zeigten jedoch eine positive Reaktion auf eine Behandlung mit systemischen Antibiotika gegen P. acnes. Die Autoren schließen daraus, dass die Kolonisation der terminalen Haarfollikel durch P. acnes eine Rolle bei der Pathogenese von Haarabgüssen und möglicherweise bei der diffusen, nicht vernarbenden Alopezie spielt.

Eine weitere Studie *(615)* untersuchte die Verbindung zwischen dem Hautmikrobiom, Talg und entzündungsbedingten Erkrankungen der Kopfhaut sowie deren Rolle bei der Pathogenese der androgenetischen Alopezie. Die Forscher analysierten die Zusammensetzung des Talgs und der bakteriellen und pilzlichen Mikrobiome der Kopfhaut von 118 japanischen männlichen Personen mit und ohne Glatzenbildung. Die Ergebnisse zeigten, dass der Talgtriglycerid- und Palmitinsäuregehalt bei Personen mit Glatzenbildung höher war als bei denen ohne Glatzenbildung. **Malassezia restrikta, ein lipophiler Pilz, war auf der Kopfhaut von Patienten mit Glatze reichlich vorhanden.** Männer mit Haarausfall zeigten eine Kopfhautdysbiose (erhöhte Häufigkeit von Cutibacterium und verringerte Häufigkeit von Corynebacterium). Die Ergebnisse deuten darauf hin, dass sowohl Talg als auch die Bakterien- und Pilzmikrobiome der Kopfhaut an der Entwicklung der Glatze sehr wahrscheinlich beteiligt sind.

Sie sehen also, wie wichtig es für eine gesunde Kopfhaut und das Haarwachstum ist, die Kopfhaut steril und frei von pathogenen Keimen zu halten. Im Kapitel „*Behandlung*" finden Sie eine Reihe von Maßnahmen. Wie zum Beispiel: Knoblauchsaft, Zwiebelsaft, Shampoo mit dem Wirkstoff Ketoconazol oder ätherische Öle wie Thymianöl, Lemongrasöl. **Wobei Thymianöl und Rosenöl die stärksten antibiotischen Effekte gegen P. Acnes zeigten** *(Studie 616)*.

Ursachenforschung / Pathologie
Hypothyreose (Schilddrüsenunterfunktion) ▼

Eine Studie *(619)* fand signifikant erhöhte TSH-Spiegel vor und nach der TRH-Stimulation in einer weiblichen Haarausfallgruppe mit androgenetischer Alopezie. Dies weist darauf hin, dass Hypothyreose eine wichtige hormonelle Störung bei androgenem Haarausfall sein kann. Wechselwirkungen zwischen Hypothyreose und Androgenstoffwechsel sind an verschiedenen Stellen möglich. Es ist wichtig zu beachten, dass eine Schilddrüsenunterfunktion eine Glatzenbildung verursachen *kann*, aber nicht unbedingt *muss*! Insgesamt scheint diese Ursache der Glatzenbilung eher selten zu sein.

Eine Schilddrüsenunterfunktion (Hypothyreose) tritt auf, wenn die Schilddrüse nicht genügend Hormone produziert, um den Körper richtig zu regulieren. Die häufigsten Ursachen für eine Schilddrüsenunterfunktion sind:

- **Autoimmunerkrankungen:** Die häufigste Ursache für eine Schilddrüsenunterfunktion ist die Autoimmunerkrankung Hashimoto-Thyreoiditis. Bei dieser Erkrankung greift das Immunsystem versehentlich die Schilddrüse an und zerstört sie nach und nach.

- **Fluorid:** Eine Studie zeigte, dass bereits geringe Mengen Fluorid zur Senkung von Schilddrüsenhormonen im Körper führte *(Studie 804)*. Fluorid ist das am häufigsten vorkommende Halogen in der Erdkruste. Es wird oft in Zahnpasta und Mundwasser als Wirkstoff hinzugefügt, um die Bildung von Karies zu verhindern. Auch im Trinkwasser können geringe Mengen enthalten sein.

- **Jodmangel:** Jod ist ein wichtiger Nährstoff, der für die Produktion von Schilddrüsenhormonen benötigt wird. Ein Mangel an Jod kann dazu führen, dass die Schilddrüse nicht genug Hormone produziert.

- **Giftstoffe (Toxine):** Studien zeigten einen Zusammenhang mit Umweltgiften und einer Funktionsstörung der Schilddrüse *(Studie 803)*.

- **Schilddrüsenoperationen:** Operationen, bei denen ein Teil oder die gesamte Schilddrüse entfernt wird, können zu einer Schilddrüsenunterfunktion führen.

- **Radiojodtherapie:** Eine Behandlung mit Radiojod kann verwendet werden, um Schilddrüsenkrebs oder eine überaktive Schilddrüse zu behandeln. In einigen Fällen kann diese Behandlung jedoch zu einer Schilddrüsenunterfunktion führen.

- **Medikamente:** Einige Medikamente können die Produktion von Schilddrüsenhormonen beeinflussen und zu einer Schilddrüsenunterfunktion führen, wie z.B. Lithium oder Amiodaron.

- **Angeborene Schilddrüsenunterfunktion:** In seltenen Fällen kann eine Schilddrüsenunterfunktion bei Neugeborenen aufgrund einer angeborenen Störung der Schilddrüsenfunktion auftreten.

Ursachenforschung / Pathologie
Vitamin D ▼

In einem wissenschaftlichen Fallbericht *(344)* kam es bei einem Patienten mit androgenetischer Alopezie mit Vitamin D-Mangel zu neuem Haarwuchs im Frontbereich seiner Kopfhaut. Die Dosierung betrug **in den ersten 6 Wochen 50.000 IE/Tag** (was extrem hoch dosiert ist!) und danach 1.000 IE/Tag als Erhaltungsdosis.

Eine Studie *(348)* fand eine positive Korrelation zwischen Vitamin-D-Mangel und dem Schweregrad der androgenetischen Alopezie, die statistisch signifikant war. Es gab jedoch keine Korrelation zwischen der Dauer der Sonnenexposition und den Serum-Vitamin-D-Spiegeln. Insgesamt wurden 50 Fälle und 50 Kontrollen rekrutiert und analysiert. Das Durchschnittsalter der Fälle betrug 23 Jahre und das der Kontrollen 24,2 Jahre. Die mittleren Serum-Vitamin-D-Spiegel nahmen in den Fällen im Vergleich zu den Kontrollen signifikant ab (20,10 vs. 29,34 ng/ml). 86 % der Fälle hatten einen Vitamin-D-Mangel (<30 nmol/L), während 14 % einen unzureichenden Vitamin-D-Spiegel (31–50 nmol/L) aufwiesen.

In einer Studie *(349)* wurde Hautfibrose (die zweifelsohne bei der androgenetischen Alopezie nachgewiesen wurde!) mittels einer äußerlich aufgetragenem Vitamin D-Salbe reduziert. Allerdings funktioniert es wahrscheinlich leider nicht, einfach Vitamin D-Kapseln aufzuschneiden und diese dann auf die Kopfhaut aufzutragen, da in den frei verkäuflichen Vitamin D-Präparaten nur die *Vorstufe* von Vitamin D vorkommt und diese erst noch in die aktive Form umgewandelt werden muss. Es ist nicht sicher, ob die Haut dazu in der Lage ist. Daher werden **rezeptpflichtige** Vitamin D-Salben angeboten. Diese besitzen jedoch für die androgenetische Alopezie bis heute keine Zulassung. Aber evtl. finden Sie dennoch einen (Haut)-Arzt, der es Ihnen verschreibt. Auch ein Bezug im

Ausland wäre eine Option, da dort Wirkstoffe oftmals ohne Rezept erhältlich sind. Beachten Sie auch, dass die Vitamin D-Forschung bezüglich androgenetischer Alopezie noch in den Kinderschuhen steckt. Es gibt derzeit keine groß angelegten Studien über diese Vitamin D-Salbe und ob sie überhaupt gegen androgenetische Alopezie wirksam ist.

Das Vitamin D-Problem scheint jedoch nicht nur ein Mangel an Vitamin D zu sein:

Wissenschaftler untersuchten molekulare Biomarker *(Studie 352)*, die mit vorzeitiger AGA assoziiert sind und die aus Kopfhautscheitelbiopsien von haarlosen oder kahlköpfigen Männern mit vorzeitiger Glatzenbildung und gesunden Freiwilligen generiert wurden. Hoch interessant: Die Studie zeigte geringere Expression von **CYP27B1* bei** Patienten mit androgenetischer Alopezie und unterstützt die Annahme, dass Veränderungen im Vitamin-D-Stoffwechsel zum Haarausfall beitragen. Es ist hier also davon auszugehen, dass nicht nur ein **Mangel** an Vitamin D und dessen Rezeptoren in der Kopfhaut vorliegt, sondern der Körper scheinbar auch Schwierigkeiten hat, die Vitamin D-Vorstufe in die aktive Form umzuwandeln.

*Was ist CYP27B1?
CYP27B1 ist ein Enzym, das eine wichtige Rolle bei der Umwandlung von Vitamin D in seine biologisch aktive Form spielt. Es ist auch als 1-alpha-Hydroxylase bekannt, da es das Vitamin D-Molekül an der Position 1-alpha hydroxyliert. Diese Hydroxylierung ist notwendig, damit Vitamin D biologisch aktiv wird und an seinen Zielrezeptoren, einschließlich des Vitamin D-Rezeptors, binden kann. CYP27B1 wird in verschiedenen Geweben des Körpers exprimiert, insbesondere in den Nieren, dem Darm und auch in der (Kopf)-Haut. Es ist auch wichtig für die Immunregulation.

Mutationen des Vitamin-D-Rezeptors (VDR) bei Menschen und Mäusen verursachen Alopezie. Das zeigte eine Studie *(350)*. VDR-defiziente Mäuse zeigen einen Mangel an Haarzyklen als Ergebnis einer beeinträchtigten Funktion der Keratinozyten-Stammzellen.

Eine Studie *(350)* untersuchte 20 Personen mit androgenetischer Alopezie mit 20 Kontrollen ohne Glatze und fand heraus, dass Personen mit androgenetischer Alopezie niedrigere Vitamin D-Rezeptoren im Gewebe hatten im Vergleich zu den gesunden Kontrollen.

Shampoo mit dem Wirkstoff Ketoconazol (Ket-Shampoo) erhöht die Dichte der Vitamin D-Rezeptoren:

Ket-Shampoo ist ein medizinisches Shampoo, das zur Behandlung von Schuppen und Juckreiz auf der Kopfhaut verwendet wird. Es enthält den Wirkstoff Ketoconazol, der ein Antimykotikum ist und gegen Pilzinfektionen wirkt. Das Shampoo wird in der Regel täglich angewendet und sollte auf das nasse Haar aufgetragen werden. Nach dem Einmassieren sollte das Shampoo einige Minuten einwirken, bevor es gründlich ausgespült wird. Es ist wichtig zu beachten, dass Ket-Shampoo nur zur äußerlichen Anwendung auf der Kopfhaut bestimmt ist und nicht in die Augen gelangen sollte. Wenn das Shampoo versehentlich in die Augen gelangt, sollten sie gründlich mit Wasser ausgespült werden. Der am häufigsten vorgeschlagene Wirkmechanismus für das Ket-Shampoo bei androgenetischer Alopezie, beruht auf seinen bekannten antiandrogenen Eigenschaften. Allerdings zeigten Studien *(346)*, dass es auch bei androgen**unempfindlichen** Fellhaaren von Mäusen wirksam war. Dieser Befund weist darauf hin, dass Ketoconazol sowohl über androgenabhängige als auch über androgenunabhängige Wege wirkt. Und ich gehe fest davon aus, dass hier die Erhöhung der Vitamin D-

Reezptoren eine sehr große Rolle spielt! Denn eine Studie *(345)* zeigte, dass Ketoconazol die Vitamin D-Rezeptoren erhöht. Ketoconazol ist auch ein Hemmer von 25-Hydroxyvitamin D-24-Hydroxylase *(CYP24A1)*. Dieses Enzym baut Vitamin D im Körper ab. Bei einer Hemmung dieses Enzyms bleibt folglich das Vitamin D länger aktiv. Eine Meta-Studie *(347)* untersuchte mehrere Studien über Ketoconazol-Shampoo gegen die androgenetische Alopezie. Und es kam bei vielen Anwendern zu einer deutlichen Verbesserung, einschließlich Neuwuchs. Das Shampoo ist daher eine ideale Zusatz-Therapie und kann in Verbindung mit anderen Maßnahmen noch viel stärker wirken.

Beachten Sie, dass es wichtig ist, Vitamin D mit **Magnesium** zu kombinieren. Viele wissenschaftliche Studien kommen zu dem Schluss, dass Vitamin D ohne Magnesium kaum verstoffwechselt werden kann *(353, 354)*. Insbesondere in *sehr* hohen Dosen von Vitamin D besteht auch die Gefahr einer Verkalkung von Blutgefäßen und Geweben (sowohl ein zu viel, als auch ein zu wenig an Vitamin D begünstigt Verkalkung!). Magnesium hilft hier, dem entgegenzuwirken, da es Verkalkungen hemmt. Es zieht das Calcium aus den Blutgefäßen und bringt es in die Knochen. Sie brauchen Magnesium somit, um Vitamin D verstoffwechseln zu können, als auch um Verkalkungen vorzubeugen. **Quercetin**, ein Pflanzenstoff, der hauptsächlich in Zwiebeln vorkommt, konnte in einer Studie *(355)* die Vitamin D-Rezeptor-Aktivität erhöhen. **Zwiebelsaft** ist daher eine interessante Behandlungsmaßnahme, die im Kapitel *„Behandlung"* hier im Buch auch näher beschrieben wird!

Beispiele für eine Korrektur des Vitamin D-Problems:

Vitamin D	2.000 bis 50.000 IE / Tag
Magnesium	500 mg / Tag
Ket-Shampoo	Tägliche Anwendung
Quercetin / Zwiebelsaft	Tägliche Anwendung

Ursachenforschung / Pathologie
Zusammenhang zwischen Glatze und Herzinfarktrisiko ▼

Dass **eine Glatze sogar das Herzinfarkt-Risiko erhöht**, ist erst seit einigen Jahren in wissenschaftlichen Kreisen bekannt. Studien haben herausgefunden, dass, **je ausgeprägter die Glatze, desto höher ist das Herzinfarkt-Risiko** (Studien *32 – 37)*. Insbesondere die Tonsur-Glatze (also die Glatze am Hinterkopf) ist am stärksten mit Herzerkrankungen und Arteriosklerose assoziiert. Der Frontbereich mit seinen Geheimratsecken weniger.

Was haben Herzerkrankungen und androgenetische Alopezie gemeinsam?
Zunächst einmal muss man sagen, dass man das nicht überbewerten darf. Schließlich gibt es auch Männer mit vollem Haar, die dennoch herzinfarktgefährdet sind oder einen Herzinfarkt hinter sich hatten. Und es gibt auch viele Männer, die seit Jahrzehnten kahl sind und dennoch nie einen Herzinfarkt bekommen. Daher ist dies nur *statistisch* gesehen so, dass Männer mit Glatze eher zu Herzinfarkten neigen als Männer ohne Glatze. Aber nicht auf den Einzelfall bezogen.

Ich kann mir das nur so erklären, dass Männer mit Glatze generell eine eher schlechte Gesundheit haben (schlechtere Blutgefäße, mehr aktive Mastzellen und höhere Entzündungen, weniger subkutanes Fett und schlechtere Durchblutung). Es ist daher logisch, dass Männer mit Glatze eher zu einem kranken Herzen neigen.

In meinem Buch *„Blutgefäße wie ein Teenager: Insider-Heilverfahren gegen Arteriosklerose"* finden Sie weitreichende Informationen, wie Sie wieder gesunde Gefäße bekommen und sich vor Herzinfarkt und Schlaganfall schützen können!

Die wahren Ursachen der „erblich bedingten"
Glatzenbildung, die nur Insider kennen

Behandlung

Behandlung ▶ Schulmedizinische Therapien
Finasterid und Dutasterid ▼

Die Schulmedizin **glaubt**, Haarfollikel des Oberkopfes würden überempfindlich auf *Dihydrotestosteron (DHT)* reagieren. Hierbei handelt es sich um ein Abbauprodukt des Testosterons. Aus Testosteron kann entweder das Haar schützende Östradiol (E2) gebildet werden (über das *Aromatase*-Enzym). Oder es wird zu DHT mittels *5a-Redcuctase* verstoffwechselt. Hier greift Finasterid an: Es hemmt das Enzym *5-alpha-Reductase* zu 70% im Blut und ca. 35% in der Kopfhaut. Das meiste DHT wird direkt in der Kopfhaut gebildet, also vor Ort. Das Medikament „Avodart" (**Dutasterid**) ist noch stärker: Es hemmt DHT zu 90% im Blut und ca. 50% in der Kopfhaut.

Laut den Studien und Erfahrungsberichten, haben ca. 90% der Probanden, die Finasterid einnehmen, einen Stopp des Haarausfalls. Und das, obwohl das DHT lediglich um 35% gesenkt wird. Das bedeutet: Es befinden sich immer noch 65% DHT in der Kopfhaut! Wie kann die Schulmedizin da noch behaupten, die Haarfollikel würden *überempfindlich* auf DHT reagieren? Offensichtlich ist dem nicht so. Sonst würden die verbleibenden 65% DHT ausreichen, um Haarausfall auszulösen. Aber offenbar ist gar nicht die Überempfindlichkeit das Problem, sondern die Menge/ die Dosis, welche ja bekanntlich das Gift macht. Die Frage lautet also: **Warum** ist in der Kopfhaut **zu viel** DHT? Weil es durch eine Durchblutungsstörung und Entzündungsmediatoren in viel zu hohen Mengen gebildet wird. So zeigt z.B. eine Studie *(805)*, dass Mastzellen und Histamin (das sind Entzündungsmediatoren), das DHT um **80%** ansteigen lassen. Zufällig ist auch Histamin-Intoleranz mit androgenetischer Glatzenbildung assoziiert. Und mir haben Leute geschrieben, dass, wenn sie auf histaminhaltige Nahrung verzichten, der Haarausfall sofort stoppt.

Die wahren Ursachen der „erblich bedingten"
Glatzenbildung, die nur Insider kennen

Ein Nachwachsen bereits verlorener Haare ist mit **Finasterid** nur sehr selten. In der Regel bleibt es beim Stopp des Haarausfalls. Ein Glatzkopf wird also nicht von Finasterid profitieren können. Etwas bessere Ergebnisse erzielt man mit **Dutasterid**: In einer Studie *(1)* schnitt es im Vergleich zu Finasterid besser ab und es kam auch zu vermehrtem Nachwachsen bereits verloren gegangener Haare, besser als durch Finasterid *(1)*. Dennoch ist auch Dutasterid kein Wundermittel. Auf langjährigen, spiegelglatten Glatzen, wachsen auch mit Dutasterid in den meisten Fällen keine Haare mehr nach!

Der Wirkmechanismus:
Die immer wieder zitierte „Überempfindlichkeit" der Haarfollikel auf DHT, konnte bislang **nie** nachgewiesen werden. Die Schulmedizin behauptet dies jedoch bis heute und Menschen auf der ganzen Welt glauben es – völlig ohne wissenschaftliche Nachweise.

Studien konnten jedoch zeigen, dass es sehr wahrscheinlich daran liegt, dass Finasterid **anti-fibrotisch** wirkt, also Kollagen abbaut und auch das Wachstumshormon *Insulin growth factor 1* *(IGF-1)* erhöht. In einer Studie *(3)* hatten Probanden, die Finasterid einnahmen und keine IGF-1-Erhöhung dadurch im Blut bekamen, auch kein oder ein sehr schlechtes Nachwachsen gegenüber den Probanden, dessen IGF-1 erhöht wurde. In der Tat spielt IGF-1 eine Schlüsselrolle im Haarausfall-Prozess, ebenso wie die Fibrose:

In einer Studie *(4)* erhöhte die Behandlung mit Testosteron die Expression von Typ-I-Prokollagen auf mRNA- und Proteinebene. Die Vorbehandlung mit Finasterid hemmte die T-induzierte Typ-I-Prokollagenexpression um 40,2 %. Die Testosteron-Behandlung erhöhte die Expression des transformierenden Wachstumsfaktors Beta 1 *(TGF-Beta1)* um 81,9 %, welcher stark fibrotisch wirkt in den Fibroblasten der menschlichen Kopfhaut. Die Vorbehandlung mit **Finasterid verringerte die Expression des TGF-beta1-Proteins um**

30,4 %. Fibrose bedeutet: Vernarbung. Ein Zuviel an Bindegewebe. Und das schränkt die Durchblutung stark ein. TGF-ß ist hier der Hauptmediator, wenn es um die Bildung von zu viel Kollagen geht. Zu hohes DHT macht die Haut dick und fördert die Kollagenproduktion. Daraufhin nimmt die Durchblutung ab, da die Blutgefäße zusammengeschnürt werden. Ein zu hohes DHT kann also *eine* Ursache für die Durchblutungsstörung sein. Allerdings kommen auch noch andere Ursachen in Frage, die im Kapitel *„Ursachenforschung / Pathologie"* genauer erläutert werden.

Androgene, einschließlich Dihydrotestosteron (DHT) fördern die Verkalkung:

Arterienverkalkung hat prognostische Bedeutung für kardiovaskuläre Ergebnisse, aber ihre Pathogenese bleibt unklar. Die Verkalkung nimmt mit dem Alter zu, aber ihre Prävalenz bei Männern deutet auf einen hormonellen Einfluss hin. In einer Studie *(361)* analysierten Forscher die Wirkung von exogenen Androgenen auf die Verkalkung von fortgeschrittenen atherosklerotischen Läsionen im Arterienbaum von 34 Wochen alten männlichen und weiblichen Mäusen mit intakten Keimdrüsen. **Testosteron erhöhte die Verkalkung um das 3- bis 4-fache** bei Läsionen der Arteria innomina und des Aortensinus. Dihydrotestosteron (DHT) erhöhte auch die Läsionsverkalkung in der Arteria innomina (2,4-fach). Eine Androgen-induzierte Verkalkung in der A. innominate wurde mit einer Hochregulierung der lokalen Androgenrezeptor (AR)-Expression als Reaktion auf Testosteron und Dihydrotestosteron sowohl bei Männern als auch bei Frauen beobachtet.

Finasterid / Dutasterid zur äußerlichen Anwendung:

Eine Studie *(5)* mit über 300 Probanden, konnte zeigen, dass die äußerliche Anwendung von Finasterid 0,25% die selbe Wirksamkeit hat wie die orale Variante. Falls Sie Minoxidil verwenden, können Sie einfach ein paar Tabletten Finasterid oder Dutasterid darin auflösen.

Finasterid und Dutasterid — Auf einen Blick ▼

Anwendungs-Empfehlung:	Topisch / äußerlich und/oder oral / innerlich
Wirkung:	**Finasterid** hemmt DHT im Blut zu 70%, in der Kopfhaut 35% **Dutasterid** hemmt DHT im Blut zu 90%, in der Kopfhaut 50% Dadurch wird Kollagen in der Kopfhaut abgebaut und die Durchblutung verbessert sich.
Dosierungs-Richtwert:	**Finasterid:** 1 – 1,25 mg / Tag **Dutasterid:** 0,5 mg / Woche *Durch die lange Halbwertszeit von Dutasterid (3-5 Wochen), genügt eine Einnahme nur 1x/Woche!*
€ Kosten:	**Finasterid:** Der herkömmliche Preis in Deutschland für die 1-mg-Tabletten (Markenname *Propecia*), liegt bei 50 Euro/Monat. Deutlich günstiger ist das Medikament *Proscar*, welches 5 mg pro Tablette beinhaltet und geviertelt werden kann. Daraus ergibt sich eine Tagesdosis von 1,25 mg. Die Tabletten sind sehr günstig (100 Stück um die 42 €), so dass diese 13 Monate reichen und ca. **3,20 €/Monat** kosten. **Dutasterid:** Dieses Medikament (Markenname *Avodart*) ist nicht so leicht wie Finasterid zu beziehen, da es für die androgenetische Alopezie nicht zugelassen ist, sondern nur für die Prostatavergrößerung. Es ist ebenso wie Finasterid rezeptpflichtig. Ein Bezug im Ausland wäre daher ideal. Die monatlichen Kosten sind ähnlich wie Finasterid.
Bezugsquellen:	Am günstigsten ist der Bezug im Ausland, z.B. in Ungarn. In vielen Ländern ist es auch *nicht* verschreibungspflichtig.
Auf was zu achten ist:	Beide Medikamente sind in Deutschland, Österreich und der Schweiz **verschreibungspflichtig**. Es kann zu Erektionsproblemen führen. Es darf kein Blut gespendet werden.
Studien:	(1) (2) (3) (4)

Angaben ohne Gewähr. Anwendung auf eigene Gefahr!

Wirkung positiv getestet bei:

In vitro (Reagenzglas)	In vivo (Tiere)	In vivo (Mensch)
✓	✓	✓

Die wahren Ursachen der „erblich bedingten" Glatzbildung, die nur Insider kennen

Behandlung ▸ Schulmedizinische Therapien

Minoxidil ▼

Minoxidil wurde als blutdrucksenkendes Medikament eingeführt und die Entdeckung der häufigen Nebenwirkung, Haarwachstum am ganzen Körper, einschließlich der Kopfhaut, führte zur Entwicklung einer Formulierung zur Behandlung gegen Haarausfall- und Glatzenbildung. Trotz seiner weit verbreiteten Anwendung ist der genaue Wirkmechanismus von Minoxidil noch immer nicht vollständig verstanden. Gesichert gilt bislang eine Vasodilatation (Gefäßerweiterung) über die Öffnung von Kaliumkanälen. Dadurch kommt es zu einer verbesserten Durchblutung- und Sauerstoffversorgung der Kopfhaut. Für Frauen wird eine 2% Lösung angeboten. Für Männer werden 5% empfohlen. Da die Standard-Formel von Minoxidil zur besseren Hautpenetration Propylenglycol enthält und dieser von einigen nicht vertragen wird (Hautreizungen), wurde eine verbesserte Formel mit Schaum entwickelt. Dieser soll besser in die Haut penetrieren ohne Nebenwirkungen. Minoxidil wird jedoch erst durch das Enzym *Sulfotransferase* in der Kopfhaut wirksam. Auch in der neuen Schaum-Variante! Der Gehalt dieses Enzyms ist von Mensch zu Mensch sehr unterschiedlich hoch. Dies könnte erklären, warum so viele Menschen kaum bis gar nicht auf die Behandlung mit Minoxidil ansprechen, während andere eine „Löwenmähne" durch Minoxidil bekommen. Oft schon nach wenigen Wochen.

So erhöhen Sie die Sulfotransferase-Aktivität:

Die Provokation von Wunden durch einen Dermaroller- bzw. Dermastamp erhöht die Enzym-Aktivität der Sulfotransferase *(Studie 7)*.
Sie können Minoxidil auch **oral** verwenden, da es oral über die Leber verstoffwechselt wird und dort genug Enzym-Aktivität vorhanden ist.

Die wahren Ursachen der „erblich bedingten"
Glatzenbildung, die nur Insider kennen

Vorsicht: Folgende Stoffe <u>senken</u> die Enzym-Aktivität und können daher Minoxidil unwirksam machen:

Medikamente mit den Wirkstoffen Salizylsäure und Acetylsalicylsäure *(Aspirin)* hemmen die Enzym-Aktivität der Sulfotransferase *(Studie 6)*. Vermutlich aufgrund der COX-1 hemmenden Aktivität. Offenbar scheint dies aber bei Medikamenten, die hauptsächlich COX-2 hemmen (wie Voltaren/Diclofenac) nicht zuzutreffen. Denn in einer Studie *(609)* führte die Mischung von Minoxidil mit Teebaumöl und Voltaren zu besseren Ergebnissen als mit Minoxidil alleine. Voltaren (Diclofenac) ist ein Wirkstoff, der hauptsächlich die COX-2-Aktivität hemmt. Das sind die Enzyme, aus denen Gewebshormone (Prostaglandine) gebildet werden. Bei einer Blockierung dieser COX-Enzyme werden folglich weniger Prostaglandine gebildet.

Des Weiteren stehen folgende Stoffe im Verdacht, die Sulfotransferase ebenso zu hemmen:

- Quercetin / Zwiebelsaft
- Vitamin C
- Paracetamol
- Chloramphenicol (ein Antibiotikum)
- Grapefruitsaft
- Kurkuma
- Alkohol
- Cimetidin *(ein Medikament, das zur Behandlung von Magen-Darm-Problemen eingesetzt wird)*
- Resveratrol *(eine Verbindung, die in vielen pflanzlichen Nahrungsmitteln wie Trauben vorkommt.*
- Quinidin *(ein Medikament, das zur Behandlung von Herzrhythmusstörungen eingesetzt wird)*

Minoxidil erhöht die Anagenphase (Wachstumsphase) der Haare, während die Telogenphase stark verkürzt wird. In Spanien wurde ein anderes Medikament mit Minoxidil verwechselt, welches Kindern verabreicht wurde. Infolgedessen bekamen die Kinder sehr starken Haarwuchs am ganzen Körper. Auch am Rücken. Die Beendigung der Behandlung führte innerhalb von 2-6 Monaten zum Ausgangsstatus. Das bedeutet im Klartext, dass Minoxidil „künstliches" Haarwachstum schafft, welches nur so lange aufrechterhalten wird, wie man es anwendet. Minoxidil erhöht auch Prostaglandin E2 und VEGF *(Vascular Endothelial Growth Factor)*, welches neue Blutgefäße bildet. Beides wirkt Haarwuchs stimulierend. Wer Minoxidil nicht verwenden möchte, kann alternativ Rizinusöl verwenden, welches zwei der vier Prostaglandin E-Rezeptoren besetzt (Prostaglandin-Analoga). Allerdings ist die Datenlage bezüglich Rizinusöl gegen Haarausfall längst nicht so gut wie bei Minoxidil! Es sind zwei völlig verschiedene Mittel, die nicht miteinander vergleichbar sind. Die einzige Gemeinsamkeit ist nur das Prostaglandin E2.

Nähere Informationen dazu finden Sie hier im Buch im Kapitel
„Behandlung > Insider-Therapien> Rizinusöl"

So verbessern Sie Minoxidil:
Zu aller erst sei gesagt, dass Sie Minoxidil natürlich mit allen anderen Tinkturen kombinieren können. So können Sie in der Minoxidil-Lösung auch noch weitere Wirkstoffe wie z.B. L-Carnitin-L-Tartrat, Arginin, Magnesium etc. auflösen, welche hier im Buch im Kapitel *„Insider-Therapien"* näher beschrieben werden. Des Weiteren verbessern Sie die Absorption des Wirkstoffes deutlich, wenn Sie eine Wundheilung (durch einen Dermaroller/Stamp) provozieren. Dadurch wird das Enzym *Sulfotransferase*, welches für die Wirksamkeit von Minoxidil obligatorisch ist, verstärkt gebildet. Des Weiteren können die Wirkstoffe auch besser in die Haut einziehen.

Details dazu finden Sie hier im Buch im Kapitel „*Behandlung > Insider-Therapien> Dermaroller/Dermastamp*".
Noch besser funktioniert es, wenn Sie zusätzlich eine **Frischhaltefolie** verwenden. Sie nehmen die ganz normalen Frischhaltefolien aus Plastik, wie man sie in jedem Supermarkt kaufen kann, schneiden diese auf das richtige Maß und bedecken danach die behandelte Stelle für mindestens eine Stunde. So kann Minoxidil (und alle anderen Tinkturen) deutlich besser in die Haut einziehen. Denn was trocken ist, kann nicht mehr wirken!
Wenn Sie beabsichtigen, den *ganzen* Kopf zu behandeln, wäre eine **Duschhaube** die bessere Wahl. Denken Sie aber daran, darüber auch noch eine **Baumwollmütze** zu tragen, da die Duschhaube nicht ganz luftdicht ist.

Eine 6-monatige, randomisierte, verblindete Vergleichsstudie *(630)* wurde durchgeführt, um die Wirksamkeit der Behandlung der männlichen androgenetischen Alopezie mit Mikronadeln in Kombination mit 5 %iger Minoxidil-Lösung (äußerlich angewandt) zu bewerten. Die Probanden erhielten entweder topisches 5 % Minoxidil, eine Therapie mit dem Dermaroller oder eine Kombination aus Dermaroller plus topisches 5 % Minoxidil. Die Behandlung mit dem Dermaroller wurde alle zwei Wochen wiederholt. Das Minoxidil wurde zweimal täglich mit je 1 ml der Lösung aufgetragen. Insgesamt 60 chinesische männliche Probanden mit androgenetischer Alopezie mit Stadium 3-6 wurden behandelt. Und das sind die Ergebnisse:

Neues Haarwachstum pro Quadratzentimeter:

Nur Minoxidil	18,8/cm 2
Nur Dermaroller	23,4/cm 2
Minoxidil + Dermaroller	**38,3/cm 2**

(Studie *630*)

Details dazu finden Sie hier im Buch im Kapitel „*Behandlung >*
Insider-Therapien> Dermaroller/Dermastamp".

Orales Minoxidil:

Eine Meta-Analyse *(8)* zeigte, dass orales Minoxidil sich als wirksame und gut verträgliche Behandlungsalternative für gesunde Patienten erwiesen hat, die Schwierigkeiten mit der äußeren Anwendung hatten. Die Dosierung reicht von 0,25 mg bis zu 5 mg täglich. Je hartnäckiger und fortgeschrittener die Glatze, desto höher sollte die Dosis sein. Hier gilt: Viel hilft viel. Allerdings kann es in zu hohen Dosen auch unerwünschtes Körperhaarwachstum fördern und den Blutdruck (evtl. ZU stark) senken. Es kann auch zu Ödemen kommen.

Minoxidil — Auf einen Blick ▼

Anwendungs-Empfehlung:	Topisch / äußerlich und/oder oral / innerlich
Wirkung:	Erhöht die Wachstumsphasen der Haare, erweitert die Blutgefäße, bildet neue Blutgefäße (über VEGF)
Dosierungs-Richtwert:	**Äußerlich:** **2x täglich je 1 ml (morgens und abends)** Besser funktioniert Minoxidil zusammen mit dem Dermaroller/Stamp und auch die Abdeckung mit einer Frischhaltefolie für mindestens eine Std. Sobald der Wirkstoff an der Luft verdunstet, kann er nicht mehr wirken! **Oral:** **0,25 bis 5 mg täglich** (Sie können auch die halbe Dosis auf zwei Tagesrationen aufteilen, also morgens und abends).
€ Kosten:	Die 2% Tinktur kostet (Stand 2022) in Online-Apotheken 22 Euro für 180 ml. Die 5% Tinktur ist etwas teurer (28 Euro). Somit ergeben sich **monatliche Kosten von 7,33 € / bzw. 9,33 €**. Die Preise sind rund 35% günstiger gegenüber stationären Apotheken! Für den Schaum zahlen Sie ca. 20 €/Monat.
Bezugs-quellen:	In Apotheken. Noch günstiger in Online-Apotheken. Preisvergleich z.B. auf www.medizinfuchs.de
Auf was zu achten ist:	Kombinieren Sie Minoxidil unbedingt mit dem **Dermaroller/Dermastamp**, da Minoxidil alleine längst nicht so gut wirkt! Bei Unverträglichkeiten sollten Sie auf die Schaum-Variante wechseln, es oral anwenden oder ganz absetzen. Es kann in zu hohen Dosen zu **Ödemen**, **Herzrasen** oder gar einer **Herzbeutelentzündung** kommen. Da Minoxidil über die Adenosin-Rezeptoren wirkt und Koffein diese blockiert, sollte im Idealfall **auf Koffein verzichtet werden**, um eine maximale Wirkung durch Minoxidil zu erreichen!
Studien:	(6) (7) (8) (9)

Angaben ohne Gewähr. Anwendung auf eigene Gefahr!

Wirkung positiv getestet bei:

In vitro (Reagenzglas)   In vivo (Tiere)   In vivo (Mensch)

Behandlung ▸ Schulmedizinische Therapien
Haartransplantationen ▾

Bei einer Haartransplantation werden Haare aus dem Kranz hin auf den Oberkopf verpflanzt. Es gibt verschiedene Methoden und die Kosten sind sehr hoch. Je nach Fläche zwischen 3.000 und 20.000 €. Haartransplantationen im Ausland, insbesondere der Türkei, sind etwas günstiger. Die Haare werden durch diese Methode allerdings nicht mehr, sondern sie werden lediglich *verschoben*. Das bedeutet, dass Sie dann im Haarkranz weniger Haare haben. Dort wird ein Streifen entnommen. Sie müssten die umliegenden Haare lang wachsen lassen, damit man diese Narbe nicht sieht. Und wichtig ist auch, dass für ein kosmetisch zufriedenstellendes Ergebnis noch genügend Haare auf dem Oberkopf vorhanden sein müssen. Eine komplette Glatze auf dem Oberkopf kann nicht durch die Haare am Kranz ersetzt werden. Dafür sind dort zu wenige. Ideale Kandidaten für eine Haartransplantation sind also Menschen, die nur eine Teil-Glatze haben, aber keine komplette.

Viele Menschen glauben, dass transplantierte Haare komplett vor einem weiteren Ausfall geschützt seien. Doch das ist nicht wahr. Es existieren haufenweise Erfahrungsberichte im Internet, wonach die transplantierten Haare einige Jahre nach der Haartransplantation wieder ausgefallen sind.
Viele Leute fragen sich natürlich, weshalb diese Transplantationen denn wenigstens für einige Jahre halten. Es ist so, dass bei Haartransplantationen auch das gesunde, kapillarreiche Gewebe mit verpflanzt wird und nicht nur das Haar alleine. Es wird sozusagen nicht nur die „Pflanze" verpflanzt, sondern die „gesunde Blumenerde" gleich mit. Und bis diese gesunde Kopfhaut degeneriert, können schon einige Jahre vergehen. So wie ja auch die meisten nicht von heute auf morgen eine Vollglatze bekommen. Das ist ein Prozess, der

mehrere Jahre, teilweise sogar Jahrzehnte dauert.
Warum Haartransplantationen funktionieren:

Eine Studie *(369)* untersuchte die Wirksamkeit der Transplantation von Haarfollikeln zur Umgestaltung von Narbengewebe. Die Forscher haben fibrotisches Gewebe vor und nach der Transplantation verglichen und festgestellt, dass die Transplantation zu einer Zunahme der epidermalen Dicke, der dermalen Zelldichte und Blutgefäßdichte sowie zu einer Reduktion des Gesamtkollagenanteils, des Anteils dicker Kollagenfasern und derer Ausrichtung führte. Die Transplantation führte auch zu einer Verschiebung im Zytokin-Milieu der Narben mit einer lang anhaltenden Hemmung der pro-fibrotischen Faktoren TGFβ1, IL13 und IL-6. Diese Ergebnisse zeigen, dass anagene Haarfollikel den fibrotischen Phänotyp abschwächen können. Zwar sind weitreichendere Forschungen notwendig, aber das könnte erklären, warum Haartransplantationen funktionieren.

Behandlung ▶ Schulmedizinische Therapien

Low-level Laser-Therapie (LLLT) ▼

Hierbei handelt es sich um rotes Laserlicht, welches die Durchblutung der Kopfhaut verstärken soll. Dazu wird ein so genannter „Laserhelm" 3x/Woche zu je 20 Min. auf den Kopf gesetzt. Neun von elf Studien zur Bewertung der Haarzahl/Haardichte fanden statistisch signifikante Verbesserungen sowohl bei Männern als auch bei Frauen. Darüber hinaus verbesserten sich die Haardicke und Zugfestigkeit in zwei von vier Studien signifikant. Die Patientenzufriedenheit wurde in fünf Studien untersucht und war insgesamt positiv. Allerdings nicht so tiefgreifend wie die objektiven Ergebnisse *(Studie 11)*. Ob diese Therapie allerdings auch mit dem Dermaroller/Stamp kompatibel ist, wurde bislang nicht untersucht. Die Laserstrahlen würden in diesem Fall sehr viel tiefer in die Haut eindringen, was evtl. unerwünschte Wirkungen hätte.

Low-level Laser-Therapie (LLLT) Auf einen Blick ▼

Wirkung:	Wirkt durchblutungsfördernd und entzündungshemmend. Die Therapie gilt als sicher.
Dosierungs-Richtwert:	2-3x/Woche zu je 20 Min.
€ Kosten:	600 € (einmalige Anschaffung)
Auf was zu achten ist:	Es ist wichtig zu beachten, dass die Wirksamkeit der LLLT-Behandlung bei androgenetischer Alopezie umstritten ist und dass nicht alle Studien eindeutige positive Ergebnisse gezeigt haben.
Bezugsquellen:	In Internetshops
Studien:	(11)

Angaben ohne Gewähr. Anwendung auf eigene Gefahr!

Wirkung positiv getestet bei:

In vitro (Reagenzglas)	In vivo (Tiere)	In vivo (Mensch)
		✓

Die wahren Ursachen der „erblich bedingten" Glatzenbildung, die nur Insider kennen

Behandlung ▶ Insider-Therapien
Dermaroller / Dermastamp ▼

Beachten Sie: Dies ist mit Abstand die wirkungsvollste und am schnellsten wirksame Therapie (laut Studien und Erfahrungsberichten)!

Bei keiner anderen Therapie, die mir bekannt ist, ist die Chance auf neues Haarwachstum so hoch wie mit dem Dermaroller/Dermastamp! Die Behandlung der Glatze mit dem Dermaroller /Stamp sollte daher die absolut erste Wahl sein. Der Dermaroller bzw. Dermastamp ist ein Roller bzw. ein Stempel mit lauter kleinen Nadeln, der die Kopfhaut (in der Regel 1-2x wöchentlich) durchstechen soll. Microneedling funktioniert durch die Stimulation von Stammzellen, von Wachstumsfaktoren sowie durch die Auflösung von Verkalkung und Fibrose.

Viele wissenschaftliche Studien bestätigen die Wirkung:
Eine 6-monatige, randomisierte, verblindete Vergleichsstudie *(630)* wurde durchgeführt, um die Wirksamkeit der Behandlung der männlichen androgenetischen Alopezie mit Mikronadeln in Kombination mit 5 %iger topischer Minoxidil-Lösung zu bewerten. Die Probanden erhielten entweder topisches 5 % Minoxidil, eine Therapie mit dem Dermaroller oder eine Kombination aus Dermaroller plus topisches 5 % Minoxidil. Die Behandlung mit dem Dermaroller wurde alle zwei Wochen wiederholt. Das Minoxidil wurde zweimal täglich mit je 1 ml der Lösung aufgetragen. Insgesamt 60 chinesische männliche Probanden mit androgenetischer Alopezie mit Stadium 3-6 wurden behandelt:

Neues Haarwachstum pro Quadratzentimeter *(Studie 630):*
Nur Minoxidil   18,8/cm 2
Nur Dermaroller   23,4/cm 2
Minoxidil + Dermaroller   **38,3/cm 2**

Eine weitere Studie *(631)* untersuchte die Wirksamkeit von Microneedling bei Patienten, die auf die konventionelle Therapie mit Minoxidil und Finasterid nicht gut ansprachen. Vier Männer verwendeten seit 2 bis 5 Jahren Finasterid und 5%ige Minoxidillösung. Obwohl sich ihre jeweiligen Stadien durch die Therapie nicht verschlechterten, zeigten sie keinen neuen Haarwuchs. Sie wurden zusammen mit ihrer laufenden Therapie über einen Zeitraum von 6 Monaten einem Microneedling-Verfahren unterzogen. Alle Patienten zeigten eine Reaktion von + 2 bis + 3 auf einer standardisierten 7-Punkte-Bewertungsskala. Die Reaktion in Form von neuem Haarwuchs begann nach 8-10 Sitzungen. Die Zufriedenheit der Patienten lag bei drei Patienten bei über 75 % und bei einem Patienten bei über 50 %. Die erzielten Ergebnisse wurden nach dem Eingriff während einer Nachbeobachtungszeit von 18 Monaten aufrechterhalten. Diese Studie zeigt, wie wichtig es ist, den Dermaroller/Stamp zu verwenden, da viele Menschen erst nach der Anwendung der Mikronadeln zu neuem Haarwuchs kamen.

In einer weiteren Studie *(632)* wurden 100 Fälle von leichter bis mittelschwerer androgenetischer Alopezie (Grad Vertex 3 oder 4) in 2 Gruppen rekrutiert. Nach der Randomisierung wurde einer Gruppe eine wöchentliche Microneedling-Behandlung (1, 5 mm Dermaroller) mit zweimal täglich 5% Minoxidil-Lotion angeboten (Microneedling-Gruppe), die andere Gruppe erhielt nur 5 % Minoxidil-Lotion. Und das sind die Ergebnisse:

Therapie:	Neuwuchs (Anzahl neuer Haare):	Patienten-Zufiedenheit (Skala von 0-7):	Wirksamkeit der Therapie:
Minoxidil	22	0 bis 1	4,5% berichten von einer Verbesserung
Minoxidil + Dermaroller	91	2 bis 3	82% berichten von einer Verbesserung

Erfahrungsberichte zeigen exzellenten Neuwuchs oft schon nach 1-2 Monaten:

In einem der bekanntesten englischsprachigen Haarausfall-Foren (hairlosstalk.com) gibt es eine Sammlung mit zahlreichen Vorher-Nachher-Fotos von (ehemaligen) Glatzenträgern, die durch den Dermaroller / Dermastamp sensationelle Erfolge hatten:

QR-Code scannen:	Oder manuell eingeben:
[QR Code]	https://www.hairlosstalk.com/interact/threads/microneedling-photo-results-summary.121072/ Sollte der Link eines Tages nicht mehr funktionieren, googeln Sie nach: **"Microneedling Photo Results Summary"**

Dermaroller oder Dermastamp? Das sind die Unterschiede:

Erfolge wurden durch beide Varianten erzielt. Der Dermaroller ist, wie der Name bereits sagt, ein Roller. Die Nadeln werden schräg durch das Rollen in die Kopfhaut gestochen, während der Dermastamp eine Art „Stempel" mit Nadeln ist. Die Nadeln werden also gerade wie in Stempel in die Kopfhaut gedrückt. Ich empfehle den Stempel, da er sehr viel weniger Schmerzen verursacht und laut Erfahrungsberichten mindestens genauso gut funktioniert.

Welche Nadellänge?

Hier gibt es leider keine eindeutige Antwort. Die Erfolge der bisherigen Anwender, basieren sowohl auf 1 mm, 1.5 mm oder auch 2 mm. Während 0,5 mm schlechtere Ergebnisse lieferten. Es ist zwar richtig, dass 0,5 mm bei Mäusen zu guten Ergebnissen führte. Doch Mäuse haben eine extrem dünne Haut und ist nicht mit der dicken Kopfhaut von Menschen mit Glatzenbildung zu vergleichen. Ich habe mir sehr viele Erfahrungsberichte angeschaut von Leuten, die mit dem Dermaroller/Stamp gute Erfolge erzielten und diejenigen, die nur 0,5 mm verwendeten, hatten deutlich schlechtere Ergebnisse. Allerdings verglich eine Studie den Dermaroller 0,6 mm mit 1,2 mm. In dieser Studie *(667)* nahmen 60 Patienten teil, die zusätzlich auch Minoxidil verwendeten. Interessanterweise hatte die Gruppe, die 0,6 mm verwendete, etwas bessere Ergebnisse als die Gruppe mit 1,2 mm. Wie kann das sein? Dazu gibt es aus meiner Sicht nur zwei mögliche Erklärungen:

1.) Durch die kürzeren Nadeln wird weniger Kollagen in der Haut gebildet. Und Kollagen ist für den Haarwuchs ganz schlecht. DHT-Hemmer wirken schließlich durch den Abbau von Kollagen.

2.) Kürzere Nadeln verursachen weniger Schmerzen. Daher ist davon auszugehen, dass die Probanden länger und intensiver behandelt haben.

0,5 mm	?	Erfahrungen zeigen schlechtere Ergebnisse als bei längeren Nadeln. Eine Studie zeigte allerdings bessere Ergebnisse mit 0,6 mm gegenüber 1,2 mm.
1 mm	✓	**Erfahrungen zeigen gute Ergebnisse**
1,5 mm	✓	**Erfahrungen zeigen gute Ergebnisse**
2 mm	✓	**Erfahrungen zeigen gute Ergebnisse**
3 mm	✗	Wurde bislang nicht getestet

Dermaroller / Dermastamp Auf einen Blick ▼

Wirkung:	Stimuliert Wachstumsfaktoren und Stammzellen. Baut Fibrose (Vernarbungen) am Haarfollikel ab
Dosierungs-Richtwert:	1-2x pro Woche eine Sitzung mit einem Dermaroller oder Dermastamp mit einer Nadellänge zwischen 1 und 2 mm
€ Kosten:	Der Dermaroller/Stamp kostet einmalig zwischen 10 und 20 Euro. Es gibt auch einen verstellbaren Stempel, wo Sie die Nadellänge selbst einstellen können.
Auf was zu achten ist:	**Desinfizieren** Sie vor und nach der Anwendung sowohl den Roller/Stempel, als auch die Kopfhaut, damit keine unerwünschten Mikroorganismen ins Blut eindringen. Achten Sie darauf, die nächste Sitzung erst durchzuführen, sobald die Kopfhaut vom letzten Mal komplett abgeheilt ist.
Bezugsquellen:	In Internetshops
Studien:	(630) (631) (632)

Angaben ohne Gewähr. Anwendung auf eigene Gefahr!

Wirkung positiv getestet bei:

In vitro (Reagenzglas)	In vivo (Tiere)	In vivo (Mensch)
	✔	✔

Behandlung ▸ Insider-Therapien
Kopfhaut-Massagen ▼

In einer Studie *(633)* wurden die Auswirkungen von Kopfhautmassagen auf das Haarwachstum japanischer Männer und die Wirkung von Dehnungskräften auf menschliche dermale Papillenzellen untersucht. Die Forscher haben neun gesunde Männer über einen Zeitraum von 24 Wochen (6 Monate) **täglich 4 Minuten lang** mit einem standardisierten Kopfhautmassagegerät massiert und die Gesamthaarzahl, Haardicke und Haarwachstumsrate bewertet. Um die Wirkung von mechanischen Kräften auf menschliche dermale Papillenzellen zu bewerten, wurden diese unter Verwendung eines 72-stündigen Dehnungszyklus kultiviert, und die Veränderung der Genexpression wurde mittels DNA-Microarray-Analysen analysiert. Zusätzlich wurde die Expression von Genen, die mit dem Haarzyklus zusammenhängen, in Echtzeit bewertet. Die Ergebnisse der Studie zeigen, dass die standardisierte Kopfhautmassage **nach 24 Wochen zu einer Erhöhung der Haardicke führte**. Interessant ist auch, dass es signifikante Veränderungen der Genexpression im Vergleich zu nicht dehnbaren menschlichen dermalen Papillenzellen gab. Insgesamt wurden **2.655 Gene hochreguliert und 2.823 Gene herunterreguliert.** Es gab eine **erhöhte Expression von Haarzyklus-bezogenen Genen** wie NOGGIN, BMP4, SMAD4 und IL6ST und eine **Abnahme von Haarausfall-bezogenen Genen** wie IL6. Die Forscher schlussfolgern, dass Dehnungskräfte zu Veränderungen in der Genexpression in menschlichen dermalen Papillenzellen führen. Mit anderen Worten: Tägliche Kopfhaut-Massagen verändern die Gene von einem Glatzenträger, hin zu einem Gen-Profil, das dem eines Menschen ohne Glatze entspricht. Ist das nicht sensationell?

In einer weiteren Studie *(634)* bekamen 100 Probanden eine tägliche Kopfhautmassage (2x am Tag zu je 20 Min) über 10 Monate. **Die Massage wurde als fester Fingerdruck ausgeführt.** Die Autoren der Studie merkten an, dass die Probanden zu Beginn der Therapie nicht nur kahl waren, sondern auch deren kahle Stellen geschwollen und hart waren. Am Ende der 10-monatigen Therapie kam es zu einer Veränderung der Kopfhaut. Von hart und dick, hin zu weich und dünn. Parallel dazu setzte auch das Haarwachstum wieder ein. Es kam zu einem Nachwachsen von mehr als 90% der verlorenen Haare nach 10 Monaten. In der Studie (als PDF) können Sie auf Seite 3 rechts einen Mann sehen, der vorher weitgehend kahl war und durch die 2x täglich je 20-minütigen Massagen alle seine Haare wieder bekam!

Und laut einem Erfahrungsbericht *(635)*, kam es **nach nur zwei Monaten täglicher Massage zu einem kompletten Nachwachsen der Haare** in den so genannten „Geheimratsecken". Er massierte sich täglich zu je 20 Min. Und er wechselte die zu massierenden Stellen täglich ab:
Tag 1: Vormittag Front / Nachmittag Oberkopf
Tag 2: Vormittag Seiten+Hinten / Nachmittag Front
Tag 3: Vormittag Oberkopf..... usw.

Er beschreibt die Massage folgendermaßen:

1. *Aufwärmen (5 Min):* Dabei wird die Kopfhaut einfach einmal ganz normal massiert und entspannt um für eine bessere Durchblutung zu sorgen.

2. *Pinching (5 Min):* Hier wird mit beiden Händen die Kopfhaut zusammengeschoben, bis eine Falte entsteht.

3. *Pressing (5 Min):* In diesem Schritt massiert man jetzt die

gerötete Kopfhaut mit den Fingerknöcheln. Man sollte viel Druck ausüben!
4. *Stretching (5 Min):* Das Gegenteil von Punkt zwei. Die Kopfhaut wird auseinandergeschoben

Leider darf ich aus urheberrechtlichen Gründen das Vorher-Nachher-Foto nicht hier im Buch zeigen. Aber unter dem folgenden Link können Sie es sich ansehen. Dort finden Sie auch den Erfahrungsbericht.

QR-Code scannen: **Oder manuell eingeben:**

https://www.alopezie.de/fud/index.php/mv/msg/33473/0/0/

Sollte der Link eines Tages nicht mehr funktionieren, googeln Sie nach:

Webseite: Alopezie.de
Thread: "Vorher/Nachher Bilder. Eure Meinung"
Vom User "Geheimratsopfer"
Datum: 30.01.2019

Noch ein Erfahrungsbericht:

„Ich habe in den letzten 4 Monaten jeden zweiten Tag für 15 Minuten eine ziemlich harte Druckmassage gemacht und ich kann Ihnen mit Sicherheit sagen, dass meine Haare nachwachsen! Fast alle meine Vellushaare auf meiner glänzenden Kopfhaut haben sich in dunkle Haare verwandelt und wachsen langsam, und es fühlt sich großartig an, jetzt in den Spiegel zu schauen und zu sehen, wie ich jeden Tag jünger aussehe. Ich hatte ein paar Mal Freudentränen." (Quelle **670**)

Kopfmassagen Auf einen Blick ▼

Wirkung:	Kopfmassagen stimulieren die Dermal-Papilla-Zellen und verändern dessen Gene. Von einem Glatzen-Genprofil, hin zu einem Genprofil das dem eines Menschen ohne Glatze entspricht. Massagen fördern auch die Durchblutung und die Muskelentspannung, was ebenso sehr wichtig für das Haarwachstum ist. Sie bauen auch Fibrose ab.
Dosierungs-Richtwert:	Täglich mindestens **5 Min.** Am Besten sind **2x täglich je 20 Min.**
€ Kosten:	0 €
Studien:	(633) (634) (635)

Angaben ohne Gewähr. Anwendung auf eigene Gefahr!

Wirkung positiv getestet bei:

In vitro (Reagenzglas)	In vivo (Tiere)	In vivo (Mensch)
		✓

Behandlung ▸ Insider-Therapien
Shampoo mit dem Wirkstoff Ketoconazol (Ket-Shampoo) ▼

Ketoconazol ist ein Arzneistoff der Gruppe der Imidazole und ein speziell gegen Pilze wirksames Shampoo. Viele fragen sich jetzt sicherlich, was Mikroorganismen wie Pilze mit Haarausfall zu tun haben. Ich gehe im Kapitel *„Ursachenforschung / Pathologie > Pilze, Viren und Bakterien"* näher darauf ein. Studien *(10)* zeigten eine klinische Verbesserung der Glatze basierend auf einer fotografischen Beurteilung und einer subjektiven Bewertung. Ket-Shampoo ist ein medizinisches Shampoo, das zur Behandlung von Schuppen und Juckreiz auf der Kopfhaut verwendet wird. Es enthält den Wirkstoff Ketoconazol, der ein Antimykotikum ist und gegen Pilzinfektionen wirkt. Das Shampoo wird in der Regel täglich angewendet und sollte auf das nasse Haar aufgetragen werden. Nach dem Einmassieren sollte das Shampoo einige Minuten einwirken, bevor es gründlich ausgespült wird. Es ist wichtig zu beachten, dass Ket-Shampoo nur zur äußerlichen Anwendung auf der Kopfhaut bestimmt ist und nicht in die Augen gelangen sollte. Wenn das Shampoo versehentlich in die Augen gelangt, sollten sie gründlich mit Wasser ausgespült werden. Der am häufigsten vorgeschlagene Wirkmechanismus für das Ket-Shampoo bei androgenetischer Alopezie, beruht auf seinen bekannten antiandrogenen Eigenschaften. Allerdings zeigten Studien *(346)*, dass es auch bei androgen**unempfindlichen** Fellhaaren von Mäusen wirksam war. Dieser Befund weist darauf hin, dass Ketoconazol sowohl über androgenabhängige als auch über androgenunabhängige Wege wirkt.

Und ich gehe fest davon aus, dass hier die Erhöhung der Vitamin D-Reezptoren eine sehr große Rolle spielt! Denn eine Studie *(345)* zeigte, dass Ketoconazol die Vitamin D-Rezeptoren erhöht. Ketoconazol ist auch ein Hemmer von 25-Hydroxyvitamin D-24-Hydroxylase *(CYP24A1)*. Dieses Enzym baut Vitamin D im Körper ab.

Bei einer Hemmung dieses Enzyms bleibt folglich das Vitamin D länger aktiv. Eine Meta-Studie *(347)* untersuchte mehrere Studien über Ketoconazol-Shampoo gegen die androgenetische Alopezie. Und es kam bei vielen Anwendern zu einer deutlichen Verbesserung, einschließlich Neuwuchs. Das Shampoo ist daher eine ideale Zusatz-Therapie und kann in Verbindung mit anderen Maßnahmen noch viel stärker wirken. **Beachten Sie**, dass es wichtig ist, Vitamin D mit **Magnesium** zu kombinieren. Viele wissenschaftliche Studien kommen zu dem Schluss, dass Vitamin D ohne Magnesium kaum verstoffwechselt werden kann *(353, 354)*. Insbesondere in *sehr* hohen Dosen von Vitamin D besteht auch die Gefahr einer Verkalkung von Blutgefäßen und Geweben (sowohl ein zu viel, als auch ein zu wenig an Vitamin D begünstigt Verkalkung!). Magnesium hilft hier, dem entgegenzuwirken, da es Verkalkungen hemmt. Es zieht das Calcium aus den Blutgefäßen und bringt es in die Knochen. Sie brauchen Magnesium somit, um Vitamin D verstoffwechseln zu können, als auch um Verkalkungen vorzubeugen.

Ket-Shampoo Auf einen Blick

Wirkung:	Beseitigt Pilze auf der Kopfhaut, wirkt antiandrogen und erhöht die Vitamin D-Rezeptoren in der Kopfhaut
Dosierungs-Richtwert:	Tägliche Anwendung; mindestens 5 Min. einwirken lassen.
€ Kosten:	100 ml kosten ca. **10 €**
Auf was zu achten ist:	Vermeiden Sie Kontakt mit Augen und Schleimhäuten: Vermeiden Sie es, das Shampoo in Augen und Schleimhäuten zu bekommen.
Bezugsquellen:	In Apotheken. Bekannt unter dem Markennamen „Nizoral". Es gibt allerdings noch weitere Marken.
Studien:	(10) (345) (346) (347) (353) (354)

Angaben ohne Gewähr. Anwendung auf eigene Gefahr!

Wirkung positiv getestet bei:

In vitro (Reagenzglas)	In vivo (Tiere)	In vivo (Mensch)
		✓

Behandlung ▸ Insider-Therapien
Knoblauchsaft ▾

Knoblauch ist eine Pflanze, die zur Familie der Alliaceae gehört und seit Jahrtausenden sowohl als Gewürz als auch als traditionelles Heilmittel verwendet wird. Die Verwendung von Knoblauch reicht zurück bis ins alte Ägypten, wo es zur Behandlung von Erkrankungen wie Infektionen, Verdauungsstörungen und Herzerkrankungen eingesetzt wurde. Heutzutage ist Knoblauch auf der ganzen Welt bekannt und wird in der Küche zur Geschmacksverbesserung von verschiedenen Gerichten verwendet. Es ist auch in verschiedenen Formen erhältlich, wie frisch, getrocknet, als Pulver oder als Öl. Knoblauch ist reich an Schwefelverbindungen, wie zum Beispiel Allicin, die ihm auch seinen charakteristischen Geruch und Geschmack verleihen. Diese Schwefelverbindungen haben auch gesundheitliche Vorteile. Knoblauch hat antimikrobielle, antioxidative und entzündungshemmende Eigenschaften und unterstützt das Immunsystem. Die Wirkung von Knoblauch gegen Haarausfall ist im gesamten nahen und fernen Osten bekannt. Doch was ist wissenschaftlich am Knoblauch wirklich dran? Wie wirkt er? Das habe ich mir ganz genau angeschaut:

Die erstaunlichen Wirkungen von Knoblauch auf das Haarwachstum:

Wirkung:	Studien:
Hemmt DHT	(636) (637)
Öffnet die Kaliumkanäle (gleich wie Minoxidil)	(640)
Hemmt COX-2	(642) (643)
Enthält das haarwuchsfördernde Prostaglandin E2	(644) (645)
Hemmt P. Acnes	(638)
Hemmt den Malassezia-Pilz	(639)
Hemmt Mastzellen, einschließlich PGD2 und Histamin	(646)
Wirkt anti-fibrotisch durch Hemmung von TGF-Beta	(647)

Die wahren Ursachen der „erblich bedingten"
Glatzenbildung, die nur Insider kennen

Knoblauch hemmt DHT:

DHT ist das Abbauprodukt des Testosterons, was bei Glatzenträgern durch chronische Entzündungen und Histamin in zu hohen Mengen in der Kopfhaut gebildet wird. Studien haben gezeigt, dass DHT Verkalkung und Fibrose fördert und damit das Haarwachstum hemmt. Was kaum jemand weiß: Auch Knoblauch hemmt DHT, wie in zwei Studien bereits gezeigt werden konnte *(636, 637)*.

Knoblauch öffnet die Kaliumkanäle durch Öffnung von SUR2 (selber Wirkmechanismus wie Minoxidil):

SUR2 steht für *Sulfonylharnstoff-Rezeptor 2* und bezieht sich auf ein Protein, das auf der Zellmembran von bestimmten Zellen im Körper vorkommt. Diese Zellen umfassen unter anderem Herzmuskelzellen, glatte Muskelzellen in Blutgefäßen und in der Bauchspeicheldrüse. Der SUR2-Protein kann zusammen mit anderen Proteinen wie dem Kaliumkanalprotein Kir6.2 einen sogenannten ATP-sensitiven Kaliumkanal (KATP-Kanal) bilden. Dieser KATP-Kanal reguliert die Membranpermeabilität für Kaliumionen und ist wichtig für viele physiologische Prozesse, wie zum Beispiel die Regulation des Blutdrucks und des Herzschlags. SUR2-Öffner sind Wirkstoffe, die speziell diesen KATP-Kanal öffnen und dadurch eine Erweiterung der Blutgefäße und eine Senkung des Blutdrucks bewirken können. Eine Studie *(640)* konnte zeigen, dass Allicin, der Hauptwirkstoff des Knoblauchs, ein SUR2-Öffner ist. Auch der schulmedizinische Wirkstoff Minoxidil wirkt als SUR2-Öffner *(Studie 641)*, so dass davon ausgegangen werden kann, dass Knoblauch und Minoxidil über den selben Wirkmechanismus das Haarwachstum induzieren. Gleichwohl beide Stoffe nicht die selben sind. Wir wissen z.B., dass Knoblauch auch DHT, P. Acnes und Mastzellen hemmt, was Minoxidil wahrscheinlich nicht tut. Des Weiteren kann es auch sein, dass der Wirkmechanismus von Minoxidil über dem der Kaliumkanal/SUR2-Öffnung hinaus geht und evtl. die Stammzellen von Haarfollikeln reaktivieren kann, was Knoblauch evtl. nicht kann. Im Prinzip wäre es daher eine gute Idee, Knoblauch und Minoxidil zu kombinieren. Doch Knoblauch ist reich an Schwefel und steht daher im Verdacht, das für Minoxidil so wichtige Enzym *Sulfotransferase* zu hemmen. Ohne Sulfotransferase kann Minoxidil nicht wirken! Daher wäre es keine gute Idee, beide miteinander zu kombinieren. Jedoch hat diese Kombination nach meinem Wissen bislang auch noch niemand probiert. Wenn Sie es ausprobieren möchten, schreiben Sie mir gerne Ihre Erfahrungen an: postmaster@insider-heilverfahren.com

Durch ständiges Ausprobieren von neuen Sachen, lernen wir immer mehr dazu und so können in Zukunft Therapien gegen Haarausfall angeboten werden, die noch besser und schneller wirken als das, was wir jetzt bereits an Heilmitteln zur Verfügung haben.

Knoblauch hemmt COX-2:

Im Jahr 2012 gab es große Aufregung um einen neuen, bisher unentdeckten Faktor der Glatzenbildung: In der kahlen Kopfhaut von Glatzenträgern fanden Wissenschaftler *(Studie 68)* erhöhte Werte eines Gewebshormons, namens **Prostaglandin D2**. Es stellte sich heraus, dass dieses Gewebshormon das Haarwachstum hemmt. Ein weiteres Gewebshormon, das Prostaglandin **E2** hingegen, war bereits viele Jahre zuvor als Haarwuchs *fördernd* bekannt. Kurzum: In der Studie *(68)* fanden die Wissenschaftler, dass Menschen mit Glatze **doppelt so hohe Mengen** an Prostaglandin D2 in der Kopfhaut haben gegenüber Menschen ohne Glatze. Die Spiegel des haarwuchsfördernden Prostaglandin E2 hingegen, waren in der Gruppe der Männer mit dichtem Haar höher als bei denen mit Glatze. Diese erhöhten Prostaglandin D2-Spiegel in der kahlen Kopfhaut könnten ein Zeichen für eine **Verkalkung** dieser sein. Details dazu finden Sie hier im Kapitel *„Ursachenforschung / Pathologie > Verkalkung"*. Das veranlasste viele User aus Haarausfall-Foren dazu, Tests mit Medikamenten durchzuführen, die das Prostaglandin D2 hemmen. Und die Ergebnisse können sich sehen lassen. Obwohl es auch User gibt, die berichteten, dass es ihnen nicht geholfen hat (möglicherweise haben sie es zu kurz verwendet), berichteten viele über Neuwuchs *(D1)*. Die User verwendeten dazu das Medikament mit dem Wirkstoff **Diclofenac**. Dies ist ein synthetischer Hemmer der Cyclooxigenase vom Typ 2. Es hemmt auch schwach den Typ 1. Grundsätzlich gibt es zwei verschiedene Typen: Der Typ 1 ist *immer* vorhanden, während der Typ 2 bei Entzündungen vermehrt gebildet wird.

Zwei Studien *(642, 643)* konnten zeigen, dass Knoblauch dosisabhängig die COX2-Aktivität hemmt. Darüber hinaus hemmt es auch den Entzündungsmediator TNF-Alpha. Die Studien zeigen auch, dass der Knoblauch roh sein muss, da gekochter Knoblauch keine bzw. kaum Wirkung zeigte.

Knoblauch enthält das haarwuchsfördernde Prostaglandin E2:
Während das Prostaglandin D2 eine schädliche Wirkung auf das Haarwachstum hat (siehe Kapitel *„Ursachenforschung/Pathologie > Entzündungsmediatoren"*), hat sich das Prostaglandin E2 als haarwuchsfördernd herausgestellt. Es soll auch die Stammzellen der Haarfollikel fördern *(Studie 645)*. Eine Studie *(644)* konnte zeigen, dass im Knoblauch dieses haarwuchsfördernde Prostaglandin vorkommt.

Knoblauch hemmt P. Acnes:
Eine Studie *(613)* untersuchte das Mikrobiom der Haarfollikel von Patienten mit Haarausfall im Vergleich zu gesunden Probanden. Die Studie zeigte, dass **Patienten mit Haarausfall eine erhöhte Anzahl von Propionibacterium acnes in den mittleren und unteren Kompartimenten von miniaturisierten Haarfollikeln aufwiesen.** Diese erhöhte Häufigkeit von P. acnes könnte mit einer erhöhten Genexpression der Immunantwort in den Haarfollikeln in Verbindung gebracht werden. In einer Studie *(638)*, welche mit einem Gel, das

7,5% Knoblauchsaft enthielt, durchgeführt wurde, kam es zu einer signifikanten Hemmung des P. acnes.

Knoblauch hemmt den Malassezia-Pilz:

Eine weitere Studie *(615)* untersuchte die Verbindung zwischen dem Hautmikrobiom, Talg und entzündungsbedingten Erkrankungen der Kopfhaut sowie deren Rolle bei der Pathogenese der androgenetischen Alopezie. Die Forscher analysierten die Zusammensetzung des Talgs und der bakteriellen und pilzlichen Mikrobiome der Kopfhaut von 118 japanischen männlichen Personen mit und ohne Glatzenbildung. Die Ergebnisse zeigten, dass der Talgtriglycerid- und Palmitinsäuregehalt bei Personen mit Glatzenbildung höher war als bei denen ohne Glatzenbildung. **Malassezia restrikta, ein lipophiler Pilz, war auf der Kopfhaut von Patienten mit Glatze reichlich vorhanden.** Männer mit Haarausfall zeigten eine Kopfhautdysbiose (erhöhte Häufigkeit von Cutibacterium und verringerte Häufigkeit von Corynebacterium). Die Ergebnisse deuten darauf hin, dass sowohl Talg als auch die Bakterien- und Pilzmikrobiome der Kopfhaut an der Entwicklung der Glatze sehr wahrscheinlich beteiligt sind.

In einer Studie *(639)* wurde festgestellt, dass sowohl Knoblauch, als auch Zwiebeln den selben antimykotischen (Anti-Pilz-Effekt) gegen Malassezia hatten, als der chemische Wirkstoff Ketoconazol.

Knoblauch hemmt Mastzellen, einschließlich PGD2 und Histamin:

Eine Studie *(336)* untersuchte die mögliche Rolle von Mastzellen bei männlichem Haarausfall. Dazu wurden gepaarte Stanzbiopsien von kahl werdenden Scheiteln und nicht kahl werdenden Scheiteln von zehn Patienten mit Glatze und von fünf gesunden Probanden entnommen. Die Biopsien wurden histologisch untersucht und auf

Kollagen- und elastische Faserstrukturen sowie die Anzahl der Mastzellen analysiert. Die Ergebnisse zeigen, dass in den kahl werdenden Scheiteln eine **signifikante Erhöhung der Kollagenbündel und eine nahezu 4-fache Zunahme der elastischen Fasern** im Vergleich zu den Kontrollen festgestellt wurden. **Die Gesamtzahl der Mastzellen in Kopfhautproben war bei Glatzenträger-Probanden etwa 2-mal höher als bei normalen Kontrollen.** Es wurde festgestellt, dass der Prozentsatz elastischer Fasern relativ mit Mastzellen korreliert. Diese Ergebnisse deuten darauf hin, dass angesammelte Mastzellen für eine erhöhte Synthese elastischer Fasern bei der Entstehung der Glatze verantwortlich sind. In einer Studie *(646)* bewirkte Knoblauch eine signifikante Hemmung der Mastzellen und Histamin.

Knoblauch hemmt Fibrose via TGF-Beta-Hemmung:

Transforming Growth Factor beta (TGF-ß) ist ein zelluläres Signalprotein, das in vielen Geweben vorkommt und eine wichtige Rolle bei der Entwicklung, Wachstum und Regeneration von Zellen spielt. In Bezug auf androgenetische Alopezie gibt es einige Hinweise darauf, dass TGF-ß eine Rolle bei der Entwicklung und Progression dieser Erkrankung spielt. Studien *(611, 612)* zeigten, dass TGF-Beta durch DHT aktiviert wird. Das führt zur Bildung von Fibrose. Der Haarfollikel vernarbt. Es gibt eine Reihe von naturheilkundlichen Mitteln, die TGF-ß hemmen. Zum Beispiel **Knoblauchsaft**, Zwiebelsaft, Lemongrasöl, Oreganoöl oder Thymianöl. Allerdings könnte es sein, dass der Haarausfall bereits durch die Mastzell-Degranulation und Prostaglandin D2-Ausschüttung stattfindet und eine Hemmung von TGF-ß *alleine* (also ohne dazugehörige Mastzell-Hemmung) nicht ausreicht. Knoblauchsaft enthält allerdings bereits Mastzell-Hemmer, so dass Sie sich keine Sorgen machen müssen. Studien *(611, 612)* zeigten, dass TGF-Beta durch DHT aktiviert wird. Und der DHT-Hemmer Finasterid hemmt TGF-Beta um 30% *(Studie*

4). Das könnte auch einer oder <u>der</u> Mechanismus sein, wie das Medikament gegen Haarausfall wirkt. In einer Studie *(647)* konnte Knoblauch bei Rattenleber-Fibrose diese deutlich abschwächen. Auch das TGF-Beta verringerte sich deutlich.

... Und es wirkt tatsächlich. Anwender berichten:

„Ich habe jede Chemikalie topisch ausprobiert und habe bei allen Nebenwirkungen, was mich von Topika abgehalten hat. Auch Finasterid verursacht bei mir noch schlimmere Nebenwirkungen. Da Hormone nur dazu führen, dass sich Pilzinfektionen an andere Stellen im Körper ausbreiten, habe ich das stärkste antimykotische antiparasitäre antivirale Mittel der Natur auf meiner Kopfhaut und innerlich ausprobiert. Ja, das ist richtig, roher Knoblauch. Es stinkt und brennt und es ist ekelhaft, aber es funktioniert. Versuchen Sie es einen Monat lang, wenn Sie mir nicht glauben. Ich behandle meinen Haarausfall seit 14 Jahren und dies ist das schnellste Nachwachsen, das ich bisher bei einer Behandlung gesehen habe. Ich esse auch eine Zähe vor dem Schlafengehen und zum Frühstück und lege den Knoblauch vor dem Schlafengehen auf meine Kopfhaut (Quelle **648**).

„Ein Typ in einem anderen Forum sagt, er habe von ein paar Leuten gehört, die Ergebnisse davon hatten, also habe er es etwa 6 Monate lang selbst ausprobiert (nur einmal pro Woche für 15 Minuten) und er habe bessere Ergebnisse erzielt als alle anderen Medikamente, die er ausprobiert habe. einschließlich Minoxidil, Dutasterid und Spironolacton! (Quelle **650**).

„Der Opa meines guten Freundes ist über 90 Jahre alt und hat volles Haar. Er sieht aus wie aus einem italienischen Mob-Film. Jedenfalls isst er jeden Tag eine Knoblauchzehe und hat es immer getan, seit er jung war. Er verbindet in seinem Alter volles, dichtes Haar mit dem täglichen Essen von Knoblauch. Er schreibt ihm auch zu, bei so guter Gesundheit zu sein. Jeder andere in der Familie hat keine Haare, also frage ich mich, warum dieser Typ immer noch ein Norwood 0 ist (Quelle **650**).

Die wahren Ursachen der „erblich bedingten"
Glatzenbildung, die nur Insider kennen

Knoblauchsaft Auf einen Blick ▼

Anwendungs-Empfehlung:	Topisch / äußerlich
Wirkung:	Knoblauch wirkt über **Hemmung von DHT**, durch Öffnung von Kaliumkanälen und der damit **durchblutungsfördernden** Wirkung sowie der **Hemmung von Entzündungsmediatoren**. Knoblauch wirkt auch antimikrobiell und antimykotisch.
Dosierungs-Richtwert:	Decken Sie den Knoblauchsaft entweder mit einer Plastikfolie oder mit einer Duschhaube + darüber eine Wollmütze ab. Denn was trocken ist, kann nicht mehr wirken! **Tägliche Anwendung** (z.B. über Nacht)
€ Kosten:	5 Knollen kosten ca. **2 €**
Auf was zu achten ist:	**Knoblauchsaft ist wahrscheinlich mit Minoxidil nicht kompatibel**, da der Schwefel aus dem Knoblauch das Sulfotransferase-Enzym hemmen kann. Das ist das Enzym, was Minoxidil wirksam macht. Wenn Sie jedoch Minoxidil oral anwenden und den Knoblauchsaft äußerlich, sollte es keine Probleme geben. Aber verwenden Sie nicht beides äußerlich! **Kombinieren Sie Knoblauchsaft nicht mit Menthol/Minzöl**, da dies zu Wechselwirkungen kommt *(Studie 605)* Da Knoblauch über die Adenosin-Rezeptoren wirkt und Koffein diese blockiert, sollte im Idealfall **auf Koffein verzichtet werden**, um eine maximale Wirkung durch Knoblauchsaft zu erreichen! Eine Mischung mit Zwiebelsaft ist möglich.
Bezugs-quellen:	In jedem Supermarkt
Studien:	(636)-(647); Erfahrungen: (648) (650)

Angaben ohne Gewähr. Anwendung auf eigene Gefahr!

Wirkung positiv getestet bei:

In vitro (Reagenzglas)	In vivo (Tiere)	In vivo (Mensch)
		✓

Behandlung ▸ Insider-Therapien
Zwiebelsaft ▼

Zwiebeln sind ein wichtiger Bestandteil vieler Küchen weltweit und werden seit Jahrtausenden für ihre kulinarischen und medizinischen Eigenschaften geschätzt. Die Zwiebel gehört zur Familie der Alliaceae und ist mit Knoblauch, Lauch und Schnittlauch verwandt.

Es gibt viele verschiedene Sorten von Zwiebeln, darunter gelbe Zwiebeln, rote Zwiebeln, weiße Zwiebeln und Schalotten. Für Heilzwecke der Glatze ist vor allem die **rote** Zwiebel interessant. Zwiebeln werden oft als Hausmittel zur Behandlung von Husten, Halsschmerzen und Erkältungen verwendet. Zwiebelsaft, der aus rohen Zwiebeln hergestellt wird, kann dazu beitragen, Schleim zu lösen und Husten zu lindern. Zwiebeln können auch zur Linderung von Schmerzen und Entzündungen verwendet werden, wenn sie als äußerliche Anwendung auf die Haut aufgetragen werden. Gegen Haarausfall ist seine Verwendung evtl. nicht ganz so bekannt.

Die erstaunlichen Wirkungen von Zwiebelsaft auf das Haarwachstum:

Wirkung:	Studien:
Wirkt anti-fibrotisch	(651) (652)
Senkt Mastzellen und den Histamin H1-Rezeptor	(653) (654)
Aktiviert die Vitamin D-Rezeptoren	(655)
Wirkt gegen den Malassezia-Pilz	(639)

Zwiebelsaft wirkt anti-fibrotisch:
Eine Studie *(335)* kam zu dem Ergebnis, dass eine starke **Fibrose** im Wulstanteil der Haarfollikel bei Menschen mit Glatze gefunden

wurde, welche eine wichtige Rolle bei der Pathogenese der androgenetischen Alopezie spielt. Insbesondere wird das Scheitern der Umwandlung von Stammzellen in Vorläuferzellen als an der Entwicklung der Glatze angesehen, was zu einer Haarfollikel-Miniaturisierung führt. Der Haardurchmesser wurde als Indikator für das Miniaturisierungsstadium von Haarfollikeln während der Entwicklung der Glatze verwendet. Die Studie untersuchte 300 Follikel-Einheiten von chinesischen Männern mit Glatze und gesunden Kontrollpersonen und zeigte, dass Probanden mit Glatze eine höhere Anzahl von Spindelzellen mit Myofibroblasten-ähnlichem Aussehen in der Signalhornregion vorhanden war, was auf eine **Fibrose** hindeutet. Studien *(651, 652)* konnten zeigen, dass Quercetin, der Hauptwirkstoff roter Zwiebeln, die Fibrose von Leber und Lunge verbessert, hepatische Sternzellen reduziert und das Gleichgewicht von Pro-fibrogener und Anti-fibrogener Moleküle wiederherstellt.

Zwiebelsaft senkt Mastzellen und den Histamin H1-Rezeptor:

Eine Studie *(336)* untersuchte die mögliche Rolle von Mastzellen bei männlichem Haarausfall. Dazu wurden gepaarte Stanzbiopsien von kahl werdenden Scheiteln und nicht kahl werdenden Scheiteln von zehn Patienten mit Glatze und von fünf gesunden Probanden entnommen. Die Biopsien wurden histologisch untersucht und auf Kollagen- und elastische Faserstrukturen sowie die Anzahl der Mastzellen analysiert. Die Ergebnisse zeigen, dass in den kahl werdenden Scheiteln eine **signifikante Erhöhung der Kollagenbündel und eine nahezu 4-fache Zunahme der elastischen Fasern** im Vergleich zu den Kontrollen festgestellt wurden. **Die Gesamtzahl der Mastzellen in Kopfhautproben war bei Glatzenträger-Probanden etwa 2-mal höher als bei normalen Kontrollen.** Es wurde festgestellt, dass der Prozentsatz elastischer Fasern relativ mit Mastzellen korreliert. Diese Ergebnisse deuten darauf hin, dass angesammelte Mastzellen für eine erhöhte Synthese elastischer Fasern bei der Entstehung der Glatze verantwortlich sind. Studien *(653, 654)* zeigen für Quercetin, dem Hauptwirkstoff roter Zwiebeln, eine mastzellhemmende Wirkung. Es senkt auch die Histamin H1-Rezeptoren.

Quercetin aus Zwiebelsaft aktiviert die Vitamin D-Rezeptoren:
Mutationen des Vitamin-D-Rezeptors (VDR) bei Menschen und Mäusen verursachen Alopezie. Das zeigte eine Studie *(350)*. VDR-defiziente Mäuse zeigen einen Mangel an Haarzyklen als Ergebnis einer beeinträchtigten Funktion der Keratinozyten-Stammzellen. Eine Studie *(350)* untersuchte 20 Personen mit androgenetischer Alopezie mit 20 Kontrollen ohne Glatze und fand heraus, dass Personen mit androgenetischer Alopezie niedrigere Vitamin D-Rezeptoren im Gewebe hatten im Vergleich zu den gesunden Kontrollen. Eine Studie *(655)* konnte zeigen, dass Quercetin die Vitamin D-Rezeptoren aktiviert. Ausführliche Informationen zum Thema Vitamin D gegen androgenetische Alopezie, finden Sie hier im Buch im Kapitel *„Ursachenforschung/Pathologie > Vitamin D"*.

Quercetin aus Zwiebelsaft hemmt den Malassezia-Pilz:
Eine weitere Studie *(615)* untersuchte die Verbindung zwischen dem Hautmikrobiom, Talg und entzündungsbedingten Erkrankungen der Kopfhaut sowie deren Rolle bei der Pathogenese der androgenetischen Alopezie. Die Forscher analysierten die Zusammensetzung des Talgs und der bakteriellen und pilzlichen Mikrobiome der Kopfhaut von 118 japanischen männlichen Personen mit und ohne Glatzenbildung. Die Ergebnisse zeigten, dass der Talgtriglycerid- und Palmitinsäuregehalt bei Personen mit Glatzenbildung höher war als bei denen ohne Glatzenbildung. **Malassezia restrikta, ein lipophiler Pilz, war auf der Kopfhaut von Patienten mit Glatze reichlich vorhanden.** Männer mit Haarausfall zeigten eine Kopfhautdysbiose (erhöhte Häufigkeit von

Cutibacterium und verringerte Häufigkeit von Corynebacterium). Die Ergebnisse deuten darauf hin, dass sowohl Talg als auch die Bakterien- und Pilzmikrobiome der Kopfhaut an der Entwicklung der Glatze sehr wahrscheinlich beteiligt sind. In einer Studie *(639)* wurde festgestellt, dass sowohl Knoblauch, als auch Zwiebeln den selben antimykotischen (Anti-Pilz-Effekt) gegen Malassezia hatten, als der chemische Wirkstoff Ketoconazol.

... Und es wirkt tatsächlich. Anwender berichten:

„Heute traf ich eine Freundin von mir, die ihre Haare seit mindestens zwanzig Jahren verliert. Und ich war total schockiert und überrascht zu sehen, dass sie so viele neue und gesunde Haare hatte. Das war so offensichtlich, dass ihr Haar völlig anders aussah. Sie erzählte mir, dass sie zweimal pro Woche Zwiebelsaft für ihr Haar verwendet. Und sie sagte, es habe wirklich Wunder für sie bewirkt. Sie sagte, sie habe mindestens 4 Monate gebraucht, um einige Veränderungen zu sehen. (Quelle **656**).

Wie stellt man Zwiebelsaft her?

Kaufen Sie sich rote BIO-Zwiebeln (denn diese sind reicher an Nährstoffen gegen über weißen Zwiebeln). Schneiden Sie die Zwiebeln klein und zerreiben sie sie. Anschließend mit einem Kaffeefilter den Saft mit leichtem Druck auspressen und im Kühlschrank innerhalb von 2 Wochen verbrauchen. Sie können den Zwiebelsaft pur verwenden oder ihn mit anderen Wirkstoffen mischen, die in diesem Buch beschrieben werden.

Zwiebelsaft Auf einen Blick

Anwendungs-Empfehlung:	Topisch / äußerlich
Wirkung:	Zwiebelsaft wirkt über mehreren Wegen gegen Haarausfall: Durch **Aktivierung von Vitamin D-Rezeptoren**, durch **Entzündungshemmung** und durch die Wirkung **gegen Pilze**. Insgesamt ist die Datenlage über Zwiebelsaft jedoch nicht so gut wie die über Knoblauchsaft.
Dosierungs-Richtwert:	Tägliche Anwendung. Idealerweise dichten Sie den Zwiebelsaft über Nacht mit einer Frischhaltefolie auf der Kopfhaut ab oder Sie verwenden eine Duschhaube und darüber noch eine Wollmütze. Denn was trocken ist, kann nicht mehr wirken. **Tägliche Anwendung** (z.B. über Nacht)
€ Kosten:	Ein Beutel Zwiebeln kosten ca. 2 €. Sie brauchen ca. 2 große Zwiebeln, um 100 ml Saft auszupressen.
Auf was zu achten ist:	**Zwiebelsaft ist wahrscheinlich mit Minoxidil nicht kompatibel**, da der Schwefel aus den Zwiebeln das Sulfotransferase-Enzym hemmen kann. Das ist das Enzym, was Minoxidil wirksam macht. Wenn Sie jedoch Minoxidil oral anwenden und den Zwiebelsaft äußerlich, sollte es keine Probleme geben. Aber verwenden Sie nicht beides äußerlich! **Kombinieren Sie Zwiebelsaft nicht mit Menthol/Minzöl**, da dies zu Wechselwirkungen kommt *(Studie 605)*. Eine Mischung mit Knoblauchsaft ist möglich.
Bezugs-quellen:	In Supermärkten oder auf Wochenmärkten
Studien:	(639), (651)-(655)

Angaben ohne Gewähr. Anwendung auf eigene Gefahr!

Wirkung positiv getestet bei:

In vitro (Reagenzglas)	In vivo (Tiere)	In vivo (Mensch)
✔	✔	✔

Die wahren Ursachen der „erblich bedingten" Glatzenbildung, die nur Insider kennen

Behandlung ▸ Insider-Therapien
Ätherische Öle ▾

Ätherische Öle sind flüchtige Verbindungen, die aus Pflanzen extrahiert werden. Sie sind bekannt für ihren angenehmen Duft und werden oft in der Aromatherapie verwendet, um verschiedene Beschwerden zu behandeln. Ätherische Öle werden durch Dampfdestillation oder Kaltpressung aus verschiedenen Pflanzenteilen wie Blättern, Blüten, Rinden und Wurzeln gewonnen. Jedes Öl hat eine einzigartige chemische Zusammensetzung, die ihm seine einzigartigen therapeutischen Eigenschaften verleiht. Die Verwendung von ätherischen Ölen zur Behandlung von Krankheiten und zur Verbesserung des Wohlbefindens ist seit Jahrhunderten bekannt. In der Aromatherapie werden ätherische Öle auf verschiedene Weise angewendet, darunter durch Inhalation, Massage und Bäder. Auch gegen Haarausfall können einige ätherische Öle wirken. Das Wirkspektrum reicht von der Entzündungshemmung, über die anti-mikrobielle Wirkung, bis hin zur Erhöhung der Durchblutung. Einige Öle, die gegen Haarausfall interessant sind, werde ich Ihnen hier vorstellen. **Doch empfehlen kann ich nur vier. Das Fünfte ist heikel.** Zwar gibt es auch eine Studie *(658)* über Rosmarinöl, welches mit 2% Minoxidil verglichen wurde, doch die Studienergebnisse sind sehr schlecht. Es kam weder in der Minoxidil-Gruppe, noch in der Rosmarinöl-Gruppe zu signifikantem Neuwuchs.

- Pfefferminzöl
- Thymianöl (Typ Thymol)
- Lemongrasöl
- Hinokiöl
- Zimtrindenöl *(Heikel: Lesen Sie die Beschreibung)*

Pfefferminzöl

Pfefferminzöl ist eine ätherische Ölsorte, die aus den Blättern und Stängeln der Pfefferminzpflanze gewonnen wird. Es ist bekannt für seine erfrischenden und kühlenden Eigenschaften und wird häufig in der Naturheilkunde und Aromatherapie eingesetzt.

Minzöl wird aus der günstigeren Ackerminze gewonnen, während Pfefferminzöl aus der Pfefferminze (Mentha Piperita) gewonnen wird. Pfefferminzöl hat zwar einen intensiveren Geruch. Medizinisch unterscheiden sich beide Öle jedoch nicht voneinander. Letztlich geht es nur um das enthaltene Menthol, welches dem Körper Kältereize vorgaukelt. Dadurch kommt es zur Bräunung von Fett und einer besseren Durchblutung.

Eine Studie *(659)* untersuchte die Wirkung von Pfefferminzöl auf das Haarwachstum bei Mäusen. Die Tiere wurden basierend auf verschiedenen äußerlich angewandten Tinkturen in vier Gruppen aufgeteilt: Kochsalzlösung, Jojobaöl, 3 % Minoxidil und 3 % Pfefferminzöl. **Von den vier Gruppen zeigte die Pfefferminzöl-Gruppe die deutlichsten Haarwachstumseffekte**; eine signifikante Zunahme der Hautdicke, Follikelzahl und Follikeltiefe. Die IGF-1-Expression nahmen in der Pfefferminzöl-Gruppe ebenfalls signifikant zu. Körpergewichtszunahme und Nahrungseffizienz unterschieden sich zwischen den Gruppen nicht signifikant. In Haarausfall-Foren berichten einige, dass ihnen Minoxidil erst geholfen habe, nachdem sie auch Pfefferminzöl hinzufügten.

Pfefferminzöl wirkt auch anti-fibrotisch *(Studie 660)*. Studien haben gezeigt, dass die Kopfhaut von Glatzenträgern fibrotisch ist. Detaillierte Informationen dazu, finden Sie hier im Buch im Kapitel *„Ursachenforschung/Pathologie > Fibrose"*.

Thymianöl (Typ Thymol)

Zwei Erfahrungsberichte aus dem Internet zeigten, dass die äußere Anwendung von einigen Tropfen Thymianöl in einer Tinktur (z.B. Minoxidil), zu einem sofortigen Haarausfall-Stopp führte. Thymianöl enthält u.a. Thymol und Carvacrol. Das sind beides stark entzündungshemmende Stoffe, die COX-2 hemmen und dadurch auch das bei Haarausfall das in zu hohen Mengen gefundene Prostaglandin D2 blockieren. Es wirkt auch anti-fibrotisch und daher der Vernarbung in der Kopfhaut entgegen und als PPAR*-Gamma- und Alpha-Agonisten bräunen sie auch das Fett *(661)*.

Lemongrasöl

Wie im Kapitel *„Ursachenforschung/Pathologie> Entzündungsmediatoren"* bereits beschrieben, gibt es bei Glatzenträgern zu viele Mastzellen in der Kopfhaut. Eine Studie *(662)* untersuchte mehrere ätherische Öle auf ihre entzündungshemmende Wirkung. **Die Öle von Kamille, Zitronengras und Sandelholz bewirkten die stärkste Hemmung von Mastzellen.** Insgesamt schnitt das Lemongrasöl jedoch am besten ab, da es auch noch andere Entzündungsmediatoren besser hemmte als die anderen Öle. Das Öl hemmt sogar COX-2 und damit das bei Glatzenträgern gefundene haarwuchshemmende Prostaglandin D2. Es aktiviert auch PPAR* Gamma- und Alpha und wirkt darüber anti-fibrotisch und bräunt das Fett, was eine bessere Durchblutung zur Folge hat.

Hinokiöl

Hinokiöl ist ein ätherisches Öl, das aus dem Holz des japanischen Hinoki-Baums (*Chamaecyparis obtusa*) gewonnen wird. Es hat einen charakteristischen frischen, zitrusartigen und holzigen Geruch und wird oft in der Aromatherapie und zur Herstellung von Kosmetika und Reinigungsmitteln verwendet. Das Hinoki-Holz wird seit Jahrhunderten in Japan als Baumaterial für Tempel und Schreine verwendet. Es wird geschätzt wegen seiner natürlichen Haltbarkeit und der schönen Maserung. Das ätherische Öl wird durch Wasserdampfdestillation aus dem Holz gewonnen und enthält eine komplexe Mischung von Chemikalien, darunter Limonen, Alpha-Pinen, Beta-Pinen und Thujopsen.

Angeblich haben einige Verbraucher, die unter Glatzenbildung und/oder anderen Formen von Haarausfall leiden, von einer das Haarwachstum fördernden Wirkung von Shampoos berichtet, die Hinokiöl enthielten. Das veranlasste Wissenschaftler dazu, eine Studie *(664)* über Hinokiöl ins Leben zu rufen. In der vorliegenden Studie wurde die haarwachstumsfördernde Wirkung von C. obtusa-Öl im Tiermodell aufgeklärt. C. obtusa-Öle förderten die frühe Phase des Haarwachstums bei rasierten Mäusen. Die Studie kam zu dem Ergebnis, dass das Haarwachstum bei Tieren gefördert wurde, vermutlich aufgrund der VEGF-Erhöhung. Das ist ein Wachstumsfaktor (ein Protein), welches neue Blutgefäße bildet und daher die Versorgung der Haare mit Nährstoffen verbessert.

Zimtrindenöl

... ist das wahrscheinlich stärkste Mittel zur Durchblutung: Es wird aus der Rinde des Zimtbaums gewonnen und ist bekannt für seinen charakteristischen warmen, würzigen Duft und seine vielfältigen gesundheitlichen Vorteile. Das Öl enthält eine hohe Konzentration an **Zimtaldehyd** und **Eugenol**, die ihm seine einzigartigen Eigenschaften verleihen. Der Wirkstoff Zimtaldehyd wirkt sehr *stark durchblutungsfördernd*. So stark, dass es zu Juckreiz kommen kann. Die Dosis sollte daher bei 0,1% beginnen und nur gesteigert werden, wenn es erforderlich erscheint. In einer Studie *(657)* förderte Zimtaldehyd die IGF-1-Expression. Zimtrindenöl wirkt auch anti-fibrotisch über Hemmung von Mastzellen und TGF-Beta *(Studien 342, 343)*.

Achtung: Zimtrindenöl scheint im Gegensatz zu anderen ätherischen Ölen ein hohes Allergie-Potential zu haben. Es wäre daher besser, das Öl auf einer kleinen Hautstelle zu testen, um zu sehen, ob sie es vertragen!

Übersicht über das Wirkspektrum der ätherischen Öle:

	Hemmt COX-2:	Hemmt Mastzellen:	Erhöht IGF-1:	Anti-fibrotisch:	Bräunt das Fett:	Studien:
(Pfeffer)minzöl			✔	✔	✔	(659) (660)
Thymianöl	✔			✔	✔	(661)
Lemongrasöl	✔	✔		✔	✔	(662) (663)
Hinokiöl			✔			(664)
Zimtrindenöl		✔	✔	✔	✔	(342) (343) (657)

*Was ist PPAR?

PPAR steht für "Peroxisome Proliferator-Activated Receptors" (auf Deutsch: Peroxisom-Proliferator-aktivierte Rezeptoren). Es handelt sich um eine Gruppe von Proteinen, die in den Zellkernen von Säugetierzellen vorkommen und eine wichtige Rolle bei der Regulation des Stoffwechsels spielen.

Es gibt drei verschiedene Arten von PPARs, die als PPAR-alpha, PPAR-beta/delta und PPAR-gamma bezeichnet werden. Jede Art hat eine spezifische Funktion und ist in verschiedenen Geweben des Körpers aktiv. PPAR-alpha ist zum Beispiel in der Leber aktiv und reguliert die Fettoxidation und den Energiehaushalt. PPAR-gamma hingegen ist in Fettzellen aktiv und beeinflusst die Insulinempfindlichkeit und den Glukosestoffwechsel.

PPARs werden durch verschiedene Substanzen aktiviert, darunter Fettsäuren und bestimmte Medikamente. Wenn sie aktiviert werden, binden sie an spezifische DNA-Sequenzen und beeinflussen die Expression von Genen, die mit dem Stoffwechsel und der Entzündungsreaktion verbunden sind. Durch diese Regulation tragen PPARs zur Regulierung des Blutzuckerspiegels, des Fettstoffwechsels und der Entzündungsreaktion bei.

PPARs sind daher ein wichtiges Ziel für die Entwicklung von Medikamenten zur Behandlung von Stoffwechselerkrankungen wie Diabetes, Fettleibigkeit und Dyslipidämie. Durch die gezielte Aktivierung oder Hemmung von PPARs können Stoffwechselprozesse beeinflusst werden, um eine bessere Kontrolle von Stoffwechselerkrankungen zu erreichen.

Ätherische Öle Auf einen Blick ▼

Wirkung:	Wirken entzündungshemmend, durchblutungsfördernd, antifibrotisch, erhöhen Wachstumshormone
	Äußerlich: Mindestens **0,1%**. Maximal **10%**.
Dosierungs-Richtwert:	Sie können auch mehrere Öle miteinander mischen. Die Gesamt-Konzentration der ätherischen Öle sollte jedoch 10% nicht überschreiten. Sie können die Öle in andere Haar-Tinkturen wie z.B. Minoxidil mischen. Verwenden Sie jedoch keine Fette (wie z.B. Olivenöl oder Jojobaöl), da diese die Penetration in die Haut stören.
	0,1% = ca. 2 Tropfen auf 100 ml **0,5%** = ca. 10 Tropfen auf 100 ml **1%** = ca. 20 Tropfen auf 100 ml **2%** = ca. 40 Tropfen auf 100 ml **3%** = ca. 60 Tropfen auf 100 ml **5%** = ca. 100 Tropfen auf 100 ml **10%** = ca. 200 Tropfen auf 100 ml
	Ich empfehle, **Minzöl** auch **oral** einzunehmen, da es die Muskeln entspannt. 2-3x täglich einen halben Teelöffel. Prüfen Sie jedoch vorher, ob Sie es vertragen.
€ Kosten:	Preise für 50 ml (ca.) Stand 2023: Minzöl („Japanisches Heilöl"): **4 €** Thymianöl: **12 €** Lemongrasöl: **5 €** Hinokiöl: **400 €** Zimtrindenöl: **25 €**
Bezugsquellen:	Am günstigsten in Internet-Shops
Auf was zu achten ist:	Machen Sie zuerst einen Test auf einem kleinen Teil Ihrer Haut, um zu sehen, ob Sie das Öl vertragen.
Studien:	(342) (343) (659)-(664), (657)

Angaben ohne Gewähr. Anwendung auf eigene Gefahr!

Wirkung positiv getestet bei:

In vitro (Reagenzglas)	In vivo (Tiere)	In vivo (Mensch)
✓	✓	✓

Die wahren Ursachen der „erblich bedingten" Glatzenbildung, die nur Insider kennen

Behandlung ▸ Insider-Therapien
Magnesium ▼

Eine Behandlungsmethode mit **Magnesium** für Weichteilverkalkungen wurde in einer Studie *(608)* mit 80 Patienten untersucht. Die Teilnehmer litten an verschiedenen Formen von Verkalkungen, darunter Myositis ossificans traumatica, Schleimbeutelentzündungen, Osteoarthropathien und Verkalkungen in Bändern und Sehnen. Die Behandlung umfasste die lokale Anwendung von Magnesiumsulfat (Bittersalz) in den Verkalkungsbereich für 2-20 Wochen sowie die perorale Verabreichung von Magnesium-Laktat für 4-6 Monate. **Etwa 75 Prozent der Patienten wurden geheilt und die Verkalkungen verschwanden oder waren wesentlich geringer.** Die Patienten berichteten auch von einer deutlichen funktionellen Verbesserung der betroffenen Gelenke. Interessanterweise traten während der Behandlung keine Komplikationen oder Nebenwirkungen auf.

Ein Techniker für grobe Anatomie am College of Medicine der University of Illinois, der 1916-1917 dort diente, machte eine besondere Beobachtung. Er hatte Gelegenheit, die Gehirne von etwa 80 Kadavern zur getrennten Verwendung im Neurologieunterricht zu entnehmen und bemerkte nebenbei einen scheinbar offensichtlichen Zusammenhang zwischen der Blut(gefäß)versorgung der Kopfhaut und der Haarmenge. **Kahlheit trat bei Personen auf, bei denen die Verkalkung der Schädelknochen anscheinend nicht nur die Schädelnähte fest gestrickt hatte, sondern auch verschiedene kleine Foramen verschlossen oder verengt waren.** Diese Blutgefäße, um die es sich handelt, seien angeblich hauptsächlich Venen *(356)*.

Mehr Informationen dazu: Hier im Buch im Kapitel *„Ursachenforschung/Pathologie > Verkalkung"*.

Die wahren Ursachen der „erblich bedingten"
Glatzenbildung, die nur Insider kennen

Magnesium — Auf einen Blick ▼

Anwendungs-Empfehlung:	Topisch / äußerlich und oral/innerlich
Wirkung:	In einer Studie führte Magnesium zur Auflösung von Verkalkungen
Dosierungs-Richtwert:	**5 bis 10% als Haar-Tinktur.** Sie können 5 bis 10 g Magnesium in eine 100 ml-Lösung geben. Sie können es auch mit anderen Haarwuchsmitteln wie z.B. Minoxidil vermischen.
€ Kosten:	200 g Magnesiumcitrat erhalten Sie ab ca. 20 €. Magnesiumsulfat erhalten Sie bereits für 1-3 €. Dieses ist jedoch nicht mit Minoxidil kompatibel.
Bezugsquellen:	Internetshops und Apotheken
Auf was zu achten ist:	Beachten Sie, dass, wenn Sie Magnesiumsulfat (Bittersalz) verwenden, dieses nicht mit Minoxidil kompatibel ist, da Sulfat das für das Minoxidil so wichtige Enzym Sulfotransferase hemmt. Wenn Sie Minoxidil mit Magnesium kombinieren möchten, nehmen Sie eine andere Magnesiumform. Z.B. Magnesiumchlorid oder Magnesiumcitrat.
Studien:	(608)

Angaben ohne Gewähr. Anwendung auf eigene Gefahr!

Wirkung positiv getestet bei:

In vitro (Reagenzglas)	In vivo (Tiere)	In vivo (Mensch)
		✓

Behandlung ▸ Insider-Therapien
Melatonin (Das „Schlaf-Hormon") ▼

Melatonin ist ein körpereigenes Hormon, das von der Zirbeldrüse im Gehirn produziert wird. Es spielt eine wichtige Rolle im menschlichen Schlaf-Wach-Rhythmus und wird als „Schlafhormon" bezeichnet. Das Hormon wird normalerweise nachts ausgeschüttet und sorgt dafür, dass der Körper in den Schlafmodus wechselt. In einer Meta-Studie *(668)* wurde ausgewertet, ob Melatonin als Wirkstoff zur Behandlung von Haarausfall (insbesondere bei androgenetischer Alopezie) geeignet ist. Melatonin wirkt stark anti-fibrotisch *(Studie 665)* und erhöht den Wachstumshormon- und IGF-1-Spiegel *(666)*, was sehr wichtig für das Haarwachstum ist. Es wurde auch gezeigt, dass menschliche Haarfollikel Melatonin synthetisieren und Melatoninrezeptoren exprimieren, und ein Einfluss auf Haarwachstumszyklen wurde beobachtet. Die Forscher haben Melatonin als vielversprechenden Kandidaten identifiziert, da es eine starke antioxidative Wirkung hat und das Haarwachstum fördern kann. In fünf klinischen Studien wurde eine topische Melatoninlösung (also eine Lösung zum Auftragen auf die Kopfhaut) bei Patienten mit androgenetischer Alopezie untersucht. Die Ergebnisse waren insgesamt positiv: Die Melatoninlösung konnte den Haarausfall bei Männern und Frauen reduzieren und das Haarwachstum verbessern. Auch Seborrhoe und seborrhoische Dermatitis (Hautkrankheiten) der Kopfhaut wurden verringert. Die Anwendung der Melatoninlösung war gut verträglich und sicher.

Erste Studie: Bei einmal täglicher äußerlicher Anwendung am Abend zeigte Melatonin keinen signifikanten Einfluss auf den endogenen Melatoninspiegel im Serum.

Zweite Studie: Eine Beobachtungsstudie mit 30 Männern und Frauen zeigte eine signifikante Verringerung des Schweregrades der Alopezie nach 30 und 90 Tagen, basierend auf Fragebögen, die von Prüfärzten und Patienten ausgefüllt wurden.

Dritte Studie: Mittels digitaler Software (TrichoScan) wurde bei 35 Männern mit Glatze nach 3 bzw. 6 Monaten bei 54,8 % bis 58,1 % der Patienten eine signifikante Zunahme der Haardichte von 29 % bzw. 41 % gemessen.

Vierte Studie: Bei 60 Männern und Frauen mit Haarausfall wurde eine signifikante Verringerung des Haarausfalls bei Frauen beobachtet, während der Haarausfall bei Männern konstant blieb.

Fünfte Studie: In einer großen, 3-monatigen, multizentrischen Studie mit mehr als 1.800 Probanden an 200 Zentren sank der Anteil der Patienten mit einem 2- bis 3-fach positiven Hair-Pull-Test von 61,6 % auf 7,8 % und der Anteil der Patienten mit negativem Hairpull-Test stieg von 12,2 % auf 61,5 %. Außerdem wurde eine Abnahme von Seborrhoe und seborrhoischer Dermatitis der Kopfhaut beobachtet.

Ein Erfahrungsbericht zu Melatonin als Haar-Tinktur:

„Bevor ich also mit topischem Melatonin anfing, verlor ich ziemlich viel Haar, ich konnte an meinem Waschbecken stehen und meine Haare 1-2 Minuten lang reiben und ~ 30 Haare bekommen, nicht gut. Ich würde auch sehr regelmäßig Haare bekommen, wenn ich mit den Händen hindurchfahre. Also kaufte ich flüssiges Melatonin und benutzte eine Pipette, die ich herumgelegt hatte. Die Flasche enthielt 5 mg pro 20 ml, also wäre 1 ml 0,25 mg Melatonin. Wie auch immer, an Tag 2 hörte mein Haarausfall ziemlich auf. Ich musste mehrmals mit den Händen durch meine Haare fahren, bevor ich überhaupt ein Haar bekam. Ich habe dann versucht, mir am Waschbecken ein oder zwei Minuten lang mit den Händen durch die Haare zu fahren, und es sind nur 3-5 Haare ausgefallen. Wenn ich meine Haare duschen und shampoonieren würde, würde ich nur etwa 10-20 Haare verlieren." (Quelle **669**).

Melatonin Auf einen Blick ▼

Anwendungs-Empfehlung:	Bevorzugt Topisch / äußerlich. Die orale Einnahme ist optional.
Wirkung:	Wirkt antioxidativ. Haarfollikel enthalten auch Melatoninrezeptoren und es wird davon ausgegangen, dass es den Haarzyklus positiv beeinflusst. In den Studien kam es zu einem Haarausfall-Stopp und neuem Haarwachstum.
Dosierungs-Richtwert:	Min. **0,0033%** (entspricht 3,3 mg pro 100 ml) Max. **0,1%** (entspricht 100 mg Melatonin pro 100 ml) Sie können es auch oral einnehmen (1-5 mg vor dem zu Bett gehen). Es ist jedoch fraglich, ob das auf das Haarwachstum einen Effekt haben wird.
€ Kosten:	50 ml flüssiges flüssiges Melatonin bekommt man ab ca. **10 €**
Bezugsquellen:	In Internetshops und Apotheken
Auf was zu achten ist:	Verwenden Sie am besten **flüssiges** Melatonin. Zwar können Sie auch Kapseln in einer Haar-Tinktur auflösen, jedoch enthalten diese auch unlösliche Hilfsstoffe, die als Krümel auf der Kopfhaut liegen bleiben. Melatonin ist löslich in Alkohol, jedoch nicht löslich in Wasser! Wenn Sie jedoch eine flüssige Tinktur kaufen, sollten Sie sich keine Sorgen machen, da die notwendigen Trägerstoffe darin bereits enthalten sind. Sie können einfach einige Tropfen (bis 100 ml pro 100 ml) in eine X-beliebige Haar-Tinktur hinzufügen (z.B. Minoxidil) oder es auch alleine verwenden (z.B. gelöst in Wodka).
Studien:	(665) (666) (668)

Angaben ohne Gewähr. Anwendung auf eigene Gefahr!

Wirkung positiv getestet bei:

In vitro (Reagenzglas)	In vivo (Tiere)	In vivo (Mensch)
		✔

*Die wahren Ursachen der „erblich bedingten"
Glatzenbildung, die nur Insider kennen*

Behandlung ▸ Insider-Therapien
Vitamin D ▼

In einem wissenschaftlichen Fallbericht *(344)* kam es bei einem Patienten mit androgenetischer Alopezie mit Vitamin D-Mangel zu neuem Haarwuchs im Frontbereich seiner Kopfhaut. Die Dosierung betrug **in den ersten 6 Wochen 50.000 IE/Tag** (was extrem hoch dosiert ist!) und danach 1.000 IE/Tag als Erhaltungsdosis. Eine Studie *(348)* fand eine positive Korrelation zwischen Vitamin-D-Mangel und dem Schweregrad der androgenetischen Alopezie, die statistisch signifikant war. Es gab jedoch keine Korrelation zwischen der Dauer der Sonnenexposition und den Serum-Vitamin-D-Spiegeln. Insgesamt wurden 50 Fälle und 50 Kontrollen rekrutiert und analysiert. Das Durchschnittsalter der Fälle betrug 23 Jahre und das der Kontrollen 24,2 Jahre. Die mittleren Serum-Vitamin-D-Spiegel nahmen in den Fällen im Vergleich zu den Kontrollen signifikant ab (20,10 vs. 29,34 ng/ml). 86 % der Fälle hatten einen Vitamin-D-Mangel (<30 nmol/L), während 14 % einen unzureichenden Vitamin-D-Spiegel (31–50 nmol/L) aufwiesen.

Optimale Blutwerte für 25-Hydroxyvitamin D3 (dem Vitamin D-Speicher):

Nanomoll pro Liter (nmol / l)	Nanogramm pro Milliliter (ng/ml)
90 - 100	**36 - 40**

Optimale Blutwerte für 1,25-OH (das aktive Vitamin D):

Pikogramm pro Milliliter (pg/ml)
25 - 45

Weitere Informationen zum Vitamin D-Problem bei androgenetischer Alopezie, finden Sie hier im Buch im Kapitel *„Ursachenforschung/Pathologie > Vitamin D"*

Vitamin D   Auf einen Blick ▼

Wirkung:	Erhöht den Vitamin D-Spiegel. Bei androgenetischer Alopezie wurde in Studien ein Mangel an Vitamin D festgestellt.
Dosierungs-Richtwert:	Achten Sie auf eine dem Hauttyp abgestimmte Dosis an Sonnenstrahlung. **Regelmäßige Sonnenbäder von kurzer Dauer** sind gesund und **Antioxidantien** verhindern die Hautalterung, während Sonnenbäder von langer Dauer ohne antioxidativem Schutz die Hautalterung fördern.

Obwohl Sonnenlicht Vitamin D produziert, kann es auch in Form von Kapseln (v.a. im Winter) eingenommen werden:

Vitamin D: 10.000 IE* bzw. IU**
(entspricht 250 Mikrogramm)
oder alternativ 70.000 IE 1x/Woche
Magnesium: 500 - 1.000 mg/Tag
Vitamin K2 (als MK-7): 200 mcg (Mikrogramm)

IE= Internationale Einheiten
***IU= International units (Englisch)*

€ Kosten:	120 Kapseln zu je 10.000 IE gibt es bereits um die 15 €. Bei einer Tagesdosis von 10.000 IE **entsprechen die monatlichen Kosten in etwa 4 €.**
Bezugsquellen:	In Internetshops
Auf was zu achten ist:	Ergänzen Sie Vitamin D unbedingt mit Magnesium, denn ohne Magnesium kann Vitamin D nicht in die aktive Form umgewandelt werden! Vitamin K2 sorgt bei hohen Vitamin D-Dosen dafür, dass die Gefäße nicht verkalken (was Magnesium auch tut); Bor erhöht die Halbwertszeit von Vitamin D.
Studien:	(344) (348)

Angaben ohne Gewähr. Anwendung auf eigene Gefahr!

Wirkung positiv getestet bei:

In vitro (Reagenzglas)	In vivo (Tiere)	In vivo (Mensch)
		✔

Die wahren Ursachen der „erblich bedingten" Glatzenbildung, die nur Insider kennen

Behandlung ▸ Insider-Therapien
Spironolacton ▼

Spironolacton ist ein Arzneimittel, das zur Klasse der Aldosteron-Antagonisten gehört. Es blockiert also die Wirkung von Aldosteron. Warum zu hohe Werte an Aldosteron schädlich für das Haarwachstum sind, habe ich im Kapitel *„Ursachenforschung / Pathologie > Aldosteron und Salz"* ausführlich beschrieben.

Die Substanz wurde erstmals in den 1950er Jahren synthetisiert und ist seitdem ein wichtiger Bestandteil der medizinischen Versorgung. Spironolacton wirkt, indem es die Bindung von Aldosteron an seinen Rezeptor blockiert, was dazu führt, dass weniger Natrium aufgenommen wird und mehr Kalium im Körper verbleibt.

Eine der Hauptanwendungen von Spironolacton ist die Behandlung von Bluthochdruck. Es wird oft als Teil einer Kombinationstherapie eingesetzt, um den Blutdruck zu senken und das Risiko von Komplikationen wie Schlaganfall und Herzinfarkt zu reduzieren. Es wird auch zur Behandlung von Herzinsuffizienz eingesetzt, da es das Herz entlasten und den Flüssigkeitsrückhalt reduzieren kann.

Darüber hinaus wird Spironolacton auch bei bestimmten Hormonstörungen wie dem polyzystischen Ovarialsyndrom (PCOS) eingesetzt, da es die Produktion von Androgenen reduzieren kann. Es kann auch zur Behandlung von Ödemen und Aszites (Bauchwassersucht) bei Lebererkrankungen eingesetzt werden.

Wie bei allen Medikamenten gibt es auch bei Spironolacton mögliche Nebenwirkungen, darunter Schwindel, Müdigkeit, Übelkeit, Durchfall und Hautausschläge. In seltenen Fällen kann es auch zu schweren Nebenwirkungen wie hohen Kaliumwerten im Blut, Nierenversagen und Blutbildveränderungen kommen. Aus diesem Grund sollte

Spironolacton nur unter ärztlicher Aufsicht eingenommen werden.

Meta-Studie:

In einer Meta-Studie *(694)* waren insgesamt 618 Patienten mit androgenetischer Alopezie (65 Männer und 553 Frauen), die die Einschlusskriterien erfüllten, nachdem sich die Autoren durch 784 Artikel gearbeitet hatten. Unter diesen Patienten erhielten 414 Personen eine Behandlung mit Spironolacton in Dosierungen zwischen 25 mg und 200 mg täglich, wobei die meisten zwischen 80 mg und 110 mg lagen. Spironolacton kann sowohl oral als auch topisch verabreicht werden, wobei topische Anwendungen in Form von 1 %igen Gelen oder 5 %igen Lösungen zweimal täglich erfolgen können. In der Behandlung von Alopezie hat sich Spironolacton sowohl oral als auch topisch als wirksam erwiesen. Allerdings zeigen topische Anwendungen deutlich weniger Nebenwirkungen und sind für beide Geschlechter geeignet. Es wurde festgestellt, dass eine Kombination aus Spironolacton und anderen Therapien, wie oralem oder topischem Minoxidil, in der Behandlung von androgener Alopezie wirksamer ist als eine Monotherapie.

Fallbericht:

In einem Fallbericht *(693)*, das in einem wissenschaftlichen Journal veröffentlicht wurde, heißt es, Zitat: „Dieser 73-jährige weiße Mann ist seit seinem 28. Lebensjahr kahl. Er entwickelte eine NonA-NonB-induzierte Leberzirrhose und wurde in den letzten 6 Jahren mit Spironolacton behandelt. In den letzten 3 Monaten begannen seine Haare über der Kopfhaut nachzuwachsen. Dies könnte mit der antiandrogenen Wirkung von Spironolacton zusammenhängen."

Äußerliche Anwendung zusammen mit Minoxidil wirkte besser als Minoxidil alleine:

Eine Studie *(695)* untersuchte die Wirkung von topischem Minoxidil 5 % und topischem Spironolacton 1 % Gel bei 60 Patienten mit androgenetischer Alopezie sowie die Wirkung einer Kombination beider Wirkstoffe. Die Patienten wurden über 12 Monate behandelt und monatlich nachuntersucht. Die histopathologische Untersuchung zeigte eine Zunahme der Anagenbehaarung und eine signifikante Verringerung der Telogen- und Vellusbehaarung sowie eine Erhöhung des T/V-Verhältnisses. Die Ergebnisse zeigen, dass sowohl Minoxidil als auch Spironolacton wirksam bei der Behandlung von androgener Alopezie sind, während die Kombination der beiden Wirkstoffe eine bessere Wirkung zeigt.

Gruppe:	Ansprechrate:
Gruppe 1 (5% Minoxidil)	90%
Gruppe 2 (1% Spironolacton)	80%
Gruppe 3 (beide zusammen)	100%

Spironolacton Auf einen Blick ▼

Anwendungs-Empfehlung:	Topisch / äußerlich und/oder oral/innerlich
Wirkung:	Wirkt anti-androgen durch Blockade von Androgenrezeptoren und als Aldosteron-Antagonist. Spironolacton wirkt anti-fibrotisch.
Dosierungs-Richtwert:	100 - 150 mg / Tag (aufgeteilt auf 2 Dosen / Tag)
€ Kosten:	Ca. 13 € / Monat (bei 150 mg / Tag)
Auf was zu achten ist:	Spironolacton wirkt nicht nur als Aldosteron-Agonist, sondern auch **anti-androgen**! In geringer Menge sollten die Auswirkungen jedoch gering ausfallen.
	Während der Einnahme von Spironolacton müssen regelmäßige Kontrollen durchgeführt werden, um den Kaliumspiegel im Blut zu überwachen. Eine zu hohe Konzentration von Kalium im Blut (Hyperkaliämie) kann zu schwerwiegenden gesundheitlichen Problemen führen.
	Spironolacton kann **Wechselwirkungen** mit anderen Medikamenten haben, insbesondere mit Blutdrucksenkern und entzündungshemmenden Medikamenten.
	Spironolacton kann bei **schwangeren** Frauen und während der Stillzeit schädlich sein. Frauen im gebärfähigen Alter sollten eine sichere Verhütungsmethode verwenden, während sie Spironolacton einnehmen.
	Nebenwirkungen: Bei einer allergischen Reaktion auf Spironolacton sollte sofort ein Arzt aufgesucht werden.
Bezugs-quellen:	Das Medikament ist verschreibungspflichtig. Bitte wenden Sie sich an einen Arzt.
Studien:	(1039)

Angaben ohne Gewähr. Anwendung auf eigene Gefahr!

Wirkung positiv getestet bei:

In vitro (Reagenzglas)	In vivo (Tiere)	In vivo (Mensch)
		✔

Die wahren Ursachen der „erblich bedingten"
Glatzenbildung, die nur Insider kennen

Behandlung ▶ Insider-Therapien
Arginin + Zink ▼

In einer in Studie *(678)* führte 0,04% Zink-Gluconat zu einer Reduktion von 52% DHT im Reagenzglas. Die Kombination aus Zink-Gluconat und Arginin sogar zu 75%. Es gab auch Tests an Menschen: 20 Probanden bekamen eine Zink-Arginin-Lotion und 20 bekamen eine Placebo-Lösung. Nach 6 Monaten hatte die Zink-Arginin-Gruppe einen deutlich besseren Haarstatus als zuvor und die Ergebnisse waren vergleichbar mit dem des schulmedizinischen Wirkstoffes Finasterid. Die Anzahl der Haare stieg nach Phototrichogramm um 52%. Nebenwirkungen gab es keine zu beklagen.

Zink und Arginin sind zwei wichtige Nährstoffe, die eine Vielzahl von gesundheitlichen Vorteilen bieten.

Zink ist ein essentielles Spurenelement, das im Körper für eine Vielzahl von Funktionen benötigt wird, wie z.B. das Wachstum und die Reparatur von Gewebe, die Stärkung des Immunsystems und die Regulierung des Hormonhaushalts. Zinkmangel kann zu einer Reihe von gesundheitlichen Problemen führen, wie z.B. Wachstumsverzögerungen, Hautproblemen und einem geschwächten Immunsystem.

Arginin ist eine Aminosäure, die der Körper benötigt, um Stickstoffmonoxid zu produzieren, das wiederum die Blutgefäße erweitert und den Blutfluss verbessert. Es ist auch ein wichtiger Bestandteil von Kreatin, einer Verbindung, die für die Energieproduktion in den Muskeln benötigt wird. Arginin kann auch dazu beitragen, den Blutdruck zu senken, den Insulinstoffwechsel zu verbessern und das Immunsystem zu stärken.

Arginin + Zink   Auf einen Blick ▼

Anwendungs-Empfehlung:	Topisch / äußerlich
Wirkung:	Sowohl Zink als auch Arginin **hemmen DHT**. Arginin erhöht zusätzlich die Durchblutung und wirkt anti-fibrotisch.
Dosierungs-Richtwert:	In der Studie wurden nur **0,04% Zink-Gluconat** verwendet. Das entspricht 40 mg auf 100 ml. Da Zink DHT dosisabhängig hemmt und Zink-Salben bereits 10% Wirkstoff beinhalten, darf es aus meiner Sicht ruhig etwas mehr sein. Z.B. **1%**. Das wären dann 1.000 mg (1 g) Zink pro 100 ml. Da 0,04% bereits sehr gut gewirkt haben, erscheinen mir noch höhere Dosen nicht erforderlich und könnten evtl. das Zink-Kupfer-Gleichgewicht stören.
	Für Arginin gibt es in der Studie leider keine Dosierungs-Angabe. 1-2% sollten jedoch gerechtfertigt sein.
	Zink-Gluconat und Arginin sind **wasserlöslich**. Sie brauchen also Wasser und zusätzlich ein Penetrationsmittel wie Alkohol. Daher eignet sich **Wodka** ideal. Sie können Arginin und Zink jedoch auch in Minoxidil, Knoblauch- / Zwiebelsaft und in jeder beliebigen Tinktur lösen, die Wasser enthält.
€ Kosten:	100 g Arginin HCL ab ca. **5 €** 100 g Zink-Gluconat ab ca. **15 €**
Bezugsquellen:	Normalerweise mache ich keine Werbung für Produkte, da mir Seriosität und Unabhängigkeit wichtig ist. Doch bei Zinkgluconat gibt es kaum Anbieter und Sie könnten Schwierigkeiten haben, einen zu finden. Daher empfehle ich **amino-factory.de** Dort finden Sie Zink-Gluconat günstig. Sie können in diesem Shop auch gleich das Arginin HCL kaufen.
Auf was zu achten ist:	Achten Sie beim Kauf von Arginin darauf, dass Sie das Arginin-Hydrochlorid kaufen (Arginin **HCL**) und nicht das Arginin Base, denn dieses ist viel zu basisch. Das könnte andere Tinkturen in der Wirkung stören. V.a. Knoblauch.
Studien:	(678)

Angaben ohne Gewähr. Anwendung auf eigene Gefahr!

Wirkung positiv getestet bei:

In vitro (Reagenzglas)	In vivo (Tiere)	In vivo (Mensch)
✔	✔	✔

Die wahren Ursachen der „erblich bedingten"
Glatzenbildung, die nur Insider kennen

Behandlung ▶ Insider-Therapien
Sägepalm-Extrakt (Serenoa repens) ▼

Sägepalme wirkt als natürlicher Dihydrotestosteron (DHT)-Hemmer aus der Natur und ist ein Extrakt aus den Beeren der Sägepalme *(Serenoa repens / Serenoa serrulata / Sabal serrulata)*. Diese Heilpflanze stammt ursprünglich aus Westindien und wird an der atlantischen Südostküste Nordamerikas angebaut. Der Extrakt der Sägepalme enthält 85-90 % Fettsäuren (wie Caprylsäure und Palmitinsäure) und Sterole, Carotinoide, Lipasen und Beta-Sitosterin. Der Sägepalmextrakt hemmt das Enzym *5-alpha-Reductase*. Dieses Enzym wandelt Testosteron in das stärkere Dihydrotestosteron (DHT) um. Folglich sinkt der DHT-Spiegel durch Hemmung der 5-alpha-Reductase. DHT bewirkt zusammen mit oxidativem Stress die Aktivierung von TGF-Beta. Dieser Entzündungsmediator bildet sehr viel Bindegewebe. Eine Fibrose entsteht, die die Durchblutung stark beeinträchtigt. Sägepalme verhindert die Bildung von DHT und damit auch die Fibrose. Wie bei allen 5-Alpha-Reduktase-Hemmern, kann auch Sägepalme die PSA-Werte nach 9 Monaten um 50 % senken. Es besteht daher bei oraler Einnahme das Risiko, dass die Früherkennung von Prostatakrebs übersehen wird. Bei einer äußeren Anwendung ist davon jedoch nicht auszugehen, da nur geringe Mengen in die Blutbahn übergehen dürften. Eine Pilotstudie *(73)* aus dem Jahr 2006 zeigte ein sehr positives Ansprechen auf die Behandlung gegen Haarausfall (androgenetische Alopezie) bei Männern mit leichter bis mittelmäßiger Glatzenbildung. Der Bewertungsbericht des Untersuchungspersonals zeigte, dass 60 % der (6/10) Studienteilnehmer, denen Sägepalmextrakt verabreicht wurde, bei der letzten Visite als gebessert bewertet wurden. In einer In-Vitro- und vivo-Studie *(74)* wurden menschliche Keratinozytenzellen kultiviert, mit Dihydrotestosteron (DHT) inkubiert und mit Sägepalmextrakt behandelt. Die Zelllebensfähigkeit wurde untersucht. Weiteres wurde Haarausfall bei Mäusen durch

Induktion mit Dihydrotestosteron (DHT) provoziert. Das Haarwachstum, Dichte und Dicke wurden bewertet. Rückenhautproben wurden gesammelt. Ergebnisse: Die Behandlung mit Sägepalme erhöhte signifikant die Lebensfähigkeit der Keratinozytenzellen im Vergleich zu nur mit Dihydrotestosteron (DHT) behandelten Zellen. Sägepalme erhöhte die Haardichte, das Gewicht und die Dicke im Vergleich zu Mäusen, die nur mit Dihydrotestosteron (DHT) behandelt wurden. Des Weiteren löse die Behandlung signifikant das Follikelwachstum und eine verringerte Entzündungsreaktion aus. Die Expression von TGF-β2 (ein Protein, welches für Vernarbung und Glatze verantwortlich ist) wurde ebenso gehemmt. Die Wirkungen von Sägepalme waren erheblich und erreichten sogar das Potenzial dem des Medikaments Finasterid (welches ebenso DHT hemmt). In einer weiteren Studie *(75)* wurde das Prostatagewebe von Männern mit Prostatavergrößerung (BPH) hinsichtlich Dihydrotestosteron (DHT) sowie epidermalem Wachstumsfaktor (EGF) überprüft. Nach drei Monaten sanken sowohl der Wachstumsfaktor, als auch die Dihydrotestosteron (DHT)-Spiegel bei Männern, die mit 320 mg/Tag Sägepalme behandelt wurden.

Inzwischen gibt es auch eine Studie der äußeren Anwendung von Sägepalmextrakt *(88)*, wo es bei den Probanden erfolgreich zu einem Stopp bzw. sogar zu neuem Haarwachstum gekommen ist.

Sägepalme Auf einen Blick ▼

Anwendungs-Empfehlung:	Topisch / äußerlich und/oder oral/innerlich
Wirkung:	Senkt Dihydrotestosteron (DHT) lokal in der Kopfhaut und damit auch den nachgeschalteten Marker TGF-Beta, welcher Fibrose fördert und die Durchblutung verschlechtert.
Dosierungs-Richtwert:	Sie können entweder Sägepalmextrakt zusammen mit anderen Tinkturen mischen oder ihn pur auftragen. Es gibt im Handel auch flüssiges Sägepalmextrakt zu kaufen. Alternativ können Sie auch eine Kapsel aufschneiden und den Inhalt verwenden. Noch besser wirkt es, wenn Sie zuvor den Dermaroller/Stamp anwandten und/oder eine Plastikfolie tragen, damit der Wirkstoff auf der Kopfhaut nicht verdunsten kann. Die Folie sollte mindestens eine Std. am Tag getragen werden.
€ Kosten:	ca. 12 € / Monat
Bezugs-quellen:	Diverse Internetshops und Apotheken
Auf was zu achten ist:	Achten Sie auf einen standartisierten Extrakt. Zur äußeren Anwendung wäre eine flüssige Lösung idealer als Kapseln aufzuschneiden.
Studien:	(73) (74) (75) (88)

Angaben ohne Gewähr. Anwendung auf eigene Gefahr!

Wirkung positiv getestet bei:

In vitro (Reagenzglas)	In vivo (Tiere)	In vivo (Mensch)
✓	✓	✓

Behandlung ▶ Insider-Therapien
Kalium / Salzverzicht ▼

Wie bereits im Kapitel *Ursachenforschung/Pathologie> Aldosteron und Salz"* beschrieben, sind entweder eine salzarme Ernährung oder hohe Mengen Kalium notwendig für einen gesunden Aldosteron-Spiegel als auch um den TGF-Beta-Spiegel niedrig zu halten. Beides wirkt pro-fibrotisch und könnte den Haarausfallprozess vorantreiben.

Kalium ist ein lebenswichtiger Mineralstoff, der für zahlreiche Funktionen im Körper verantwortlich ist. Es ist einer der Hauptelektrolyte, die in den Körperzellen vorkommen und spielt eine wichtige Rolle bei der Regulierung von Flüssigkeits- und Elektrolythaushalt, sowie der Erhaltung der Gesundheit von Muskeln, Nerven und Herz-Kreislauf-System. Kalium ist in vielen Lebensmitteln enthalten, insbesondere in Obst und Gemüse. **Die empfohlene Tagesdosis für Erwachsene liegt bei 3.500 bis 4.800 Milligramm (mg)** pro Tag. Eine ausreichende Kaliumzufuhr ist wichtig für die Gesundheit und kann das Risiko für verschiedene Krankheiten reduzieren.

Kalium spielt eine wichtige Rolle bei der Regulierung des Flüssigkeits- und Elektrolythaushalts im Körper. Es unterstützt den Transport von Nährstoffen und Abfallprodukten durch Zellmembranen und hilft dabei, die elektrischen Signale in Nerven- und Muskelzellen zu regulieren. Kalium ist auch wichtig für die Aufrechterhaltung des normalen Blutdrucks und die Regulierung des Herzrhythmus. Kalium kann auch helfen, den Verlust von Calcium aus dem Körper zu reduzieren, was dazu beitragen kann, das Risiko für Osteoporose zu verringern. Ein ausreichender Kaliumgehalt kann auch dazu beitragen, das Risiko für Nierensteine und Schlaganfälle zu reduzieren. Kalium ist auch in der Lage, das pro-fibrotische TGF-Beta im Blut zu senken *(Studie 696)*. Dieser Entzündungsmediator ist bei Menschen mit Glatze hochreguliert.

Kalium in pflanzlichen Nahrungsmitteln:

Pfifferling getrocknet	**4.485 mg**
Steinpilz getrocknet	**2.177 mg**
Hefe	**2.000 mg**
Sojabohne geröstet	**1.803 mg**
Aprikose getrocknet	**1.654 mg**
Weizenkleie	**1.390 mg**
Pflaumen getrocknet	**1.218 mg**
Banane getrocknet	**1.201 mg**
Feige getrocknet	**1.082 mg**
Kartoffelchips	**1.000 mg**
Pistazie geröstet	**985 mg**
Champignoncremesuppe	**910 mg**
Weizenkeime	**837 mg**
Süße Mandeln	**835 mg**
Kürbiskerne	**814 mg**

Alle Angaben je 100 g, *(Quelle: US DEPARTMENT OF AGRICULTURE)*

Kalium Auf einen Blick ▼

Wirkung:	Kalium senkt TGF-Beta und ist wichtig für einen gesunden Aldosteronspiegel. Beides ist wichtig für das Haarwachstum.
Dosierungs-Richtwert:	Mindestens **3 g** / Tag Maximal **10 g** / Tag
€ Kosten:	Ab ca. **13 €** / Monat (bei 3 g am Tag)
Auf was zu achten ist:	Ein Überschuss an Kalium kann ebenfalls zu gesundheitlichen Problemen führen. Einige Medikamente wie Diuretika und ACE-Hemmer können den Kaliumspiegel erhöhen. Ein übermäßiger Kaliumgehalt kann zu Nierenproblemen, Herzrhythmusstörungen und sogar zum Tod führen.
Bezugs-quellen:	Diverse Internetshops und Apotheken. Z.B. das „Kalium Verla" (PZN **0850 3982**) 500 Beutel sind am günstigen und kosten über Online-Apotheken ca. 50 €.
Studien:	(696)

Angaben ohne Gewähr. Anwendung auf eigene Gefahr!

Wirkung positiv getestet bei:

In vitro (Reagenzglas)	In vivo (Tiere)	In vivo (Mensch)
		✓

Die wahren Ursachen der „erblich bedingten" Glatzenbildung, die nur Insider kennen

Behandlung ▸ Insider-Therapien
Coenzym Q10 (Ubichinon) ▼

Coenzym Q10, auch bekannt als Ubichinon, ist eine wichtige Verbindung in unserem Körper, die eine Rolle bei der Energieproduktion und dem Schutz der Zellen vor Schäden spielt. Es wird in jeder Zelle unseres Körpers produziert und ist insbesondere wichtig für die Funktion von Organen mit hohem Energiebedarf wie das Herz, die Leber und die Nieren. Es ist an der Produktion von ATP (Adenosintriphosphat), der Energiequelle für unsere Zellen, beteiligt. Coenzym Q10 wird auch als Antioxidans angesehen, das dazu beiträgt, Zellen vor freien Radikalen und oxidativem Stress zu schützen. Eine ausreichende Menge an Coenzym Q10 kann die Haarfollikel mit Energie versorgen und das Haarwachstum stimulieren. Bislang existieren nach meinem Wissen keine wissenschaftlichen Studien über Coenzym Q10 und eine mögliche Wirkung auf das Haarwachstum.

Coenzym Q10 in Lebensmitteln:

Sojabohnen 1,4 mg
Sesamsamen 1,1 mg
Erdnüsse 0,8 mg
Pistazien 0,8 mg
Walnüsse 0,7 mg
Hanfsamen 0,6 mg
Linsen 0,5 mg
Bohnen 0,4 mg
Brokkoli 0,3 mg
Rosenkohl 0,3 mg
Spinat 0,3 mg
Kohlrabi 0,2 mg
Spargel 0,2 mg
Paprika 0,2 mg
Kartoffeln 0,1 mg

Es gibt jedoch einige Erfahrungsberichte, die Coenzym Q10 gegen Herzkrankheiten anwendeten und dann als Nebenwirkung nicht nur neues Kopfhaar bemerkten, sondern auch dass sich die grauen Haare in pigmentierte Haare verwandelten. Siehe nächste Seite.

Erfahrungsberichte:

„Ich bin 53 Jahre alt und habe das Gefühl, dass mein Haar seit meiner Studienzeit dünner geworden ist. Ich benutze Regaine (Minoxidil) wahrscheinlich seit es zum ersten Mal auf den Markt kam. Nicht in allen Jahren religiös, aber es hat mir im Grunde geholfen, für mein Alter eine anständige Haarpracht mit einer kahlen Stelle am Rücken zu behalten. Seit Jahren suche ich immer nach neuen Dingen, um zu helfen, aber nichts schien das Wundermittel zu sein. Es gibt immer Dinge "in Arbeit" und natürlich Propecia, die ich wegen möglicher Nebenwirkungen nicht genommen habe. Dann passierte etwas Seltsames. Nach der Diagnose einiger Herzprobleme wurde mir ein Nahrungsergänzungsmittel namens COQ10 für die Herzgesundheit empfohlen. Ich bin jetzt seit ca 4-5 Monaten dabei. Seltsamerweise schienen meine Haare etwas dunkler zu werden. Meine Haare sind dunkelbraun, hatten aber ein bisschen Grau darin. Das fand ich etwas seltsam. **Dann bemerkte ich, dass meine kahle Stelle scheinbar von den Rändern nach innen schrumpfte (wie ein sich schließender Kreis)** …. Es ist definitiv spürbar, da Leute von meiner Tochter über meinen Friseur bis hin zu Freunden es erwähnt haben.
(Quelle **697**)

„Meinen Eltern, 80 und 82, wachsen beide neue dunkle Haare, nachdem sie 2 Monate lang 400 mg Co Q10 eingenommen haben. Das Haar meiner Mutter wurde dünner und war völlig weiß und sie hat jetzt dunkles Haar, das über ihren ganzen Kopf wächst, und mein Vater hatte seit seinem 30. Lebensjahr eine Glatze und er hat jetzt überall auf seiner kahlen Stelle dunkles Haar. Ich nehme seit 2 Monaten 100 mg und bemerkte, dass meine Haare schnell viel länger wurden und meine dünnen Augenbrauen sich füllten. Ich bin 51. Ich nehme jetzt 400 mg. Meine ältere Freundin in den Siebzigern nimmt seit dem Sommer 100 mg und sagte, ihr Friseur habe bemerkt, dass ihr Haar viel dicker sei."
(Quelle **697**)

Coenzym Q10 — Auf einen Blick

Anwendungs-Empfehlung:	**Oral / innere Anwendung** Coenzym Q10 hat eine zu große Molekühlgröße (über 800 Dalton). Alles über 500 Dalton soll die Haut schlecht penetrieren können. Verwenden Sie das Q10 daher lieber nur oral.
Wirkung:	Laut Erfahrungsberichten erhöht es sowohl das Haarwachstum, als auch fördert es die Repigmentierung von grauem Haar. Es ist ein starkes Antioxidans und ist an der Produktion von ATP (Adenosintriphosphat), der Energiequelle für unsere Zellen, beteiligt.
Dosierungs-Richtwert:	400 mg / Tag
€ Kosten:	120 Kapseln zu je 200 mg, gibt es ab ca. 27 €. Die monatlichen Kosten belaufen sich also auf ca. **14 €**
Bezugs-quellen:	In Internetshops. Evtl. auch in Apotheken und Reformhäusern.
Auf was zu achten ist:	Coenzym Q10 gilt im Allgemeinen als sicher. Es kann jedoch bei einigen Personen zu Magen-Darm-Beschwerden wie Übelkeit oder Durchfall führen. Personen, die blutverdünnende Medikamente einnehmen, sollten Coenzym Q10 nicht ohne Rücksprache mit ihrem Arzt einnehmen, da es möglicherweise die Blutgerinnung beeinflussen kann.
Studien:	---

Angaben ohne Gewähr. Anwendung auf eigene Gefahr!

Wirkung positiv getestet bei:

In vitro (Reagenzglas)	In vivo (Tiere)	In vivo (Mensch)
		✔

Behandlung ▸ Insider-Therapien
Apfelessig ▾

Essig wird aus Fruchtsäften gewonnen, wie Trauben, Äpfel oder Pflaumen. Er wird durch das Auspressen der Flüssigkeit der Äpfel hergestellt. Bakterien und Hefen werden hinzugefügt, um den alkoholischen Fermentationsprozess zu starten und die Zucker werden in Alkohol umgewandelt. In einem zweiten Fermentationsprozess wird der Alkohol von Essigsäure bildenden Bakterien in Essig umgewandelt. Apfelessig senkt sehr stark zahlreiche Entzündungsmediatoren, wirkt antioxidativ, verringert die Fettleibigkeit, kehrt steife Gelenke um, senkt den Cholesterin-Spiegel und wirkt anti-diabetisch, wie zahlreiche Studien bestätigen. Wenn Sie sich dazu entscheiden, 100 ml Apfelessig am Tag zu trinken, werden Sie einer der ganz wenigen sein, die gesundheitlich **so richtig fett absahnen** werden!

Neues Haarwachstum durch 100 ml Apfelessig/Tag:
Ein User berichtet:

„Männer, hört zu! Das ist es – der heilige Gral, um Ihr Haar zurückzubekommen. Vor etwa drei Monaten fand ich einen Artikel über Bio-Apfelessig gegen Haarausfall. Du kannst entweder mehrmals täglich ein paar Esslöffel pur trinken oder es mit Wasser mischen. Ich mache das jetzt seit drei Monaten und ich habe Haare!!!!!!!!!!!!!! Es ist absolut schockierend. Der Scheitel meines Kopfes (wo noch nicht einmal Flaum war – reine glatte Haut) ist jetzt mit Haaren bedeckt – nicht einmal Flaum – echtes Haar. Sogar der vordere Teil meines ursprünglichen Haaransatzes wächst nach. Ich versuche, dies mit jedem zu teilen, der zuhört. Nicht nur das, mein Verdauungssystem hat besser denn je funktioniert, mein Blutdruck ist von 138 auf 111 gesunken und ich habe keine Steifheit in meinen Gelenken und Händen."

Anmerkung vom Autor Christian Meyer-Esch:
In dem Erfahrungsbericht schreibt der User weiter, dass er zusätzlich zum Apfelessig auf eine glutenfreie Diät umgestiegen ist. Daraufhin habe ich sämtliche Erfahrungsberichte zum Thema glutenfreie Ernährung gescannt. Doch ich fand keinen einzigen Erfahrungsbericht, in dem neues Haarwachstum als Nebenwirkung festgestellt wurde. Im Anbetracht der Studien über Apfelessig im Abgleich mit der Pathologie der androgenetischen Alopezie, erscheint mir hier eher, dass der Apfelessig die Wirkung erzielt hat und nicht die glutenfreie Ernährung.

Apfelessig senkt Leptin:

In einer Studie *(308)* senkte der Konsum von Apfelessig die Leptin-Spiegel im Blut. Glatzenträger haben zu hohes Leptin im Blut und zu geringes Leptin in der Kopfhaut.
Details dazu finden Sie hier im Buch im Kapitel
„Ursachenforschung/Pathologie>Leptin".

Apfelessig fördert die Durchblutung:

Androgenetische Alopezie ist mit einer Durchblutungsstörung assoziiert. Details dazu finden Sie hier im Buch im Kapitel *„Ursachenforschung/Pathologie> Durchblutungsstörung und Sauerstoffmangel".* Eine Studie *(671)* bestätigte, dass Essigsäure eine stark gefäßerweiternde Wirkung hat. Sie können diesen Effekt auch schnell selbst feststellen, indem Sie puren Apfelessig im Gesicht verwenden. Die Haut wird daraufhin sehr schnell rot. Die Wirkung basiert auf die Erhöhung der Stickstoff-Synthase (eNOS). **eNOS** steht für **endotheliale Stickstoffmonoxid-Synthase** und ist ein Enzym, das von den Zellen des Endothels, der innersten Schicht der Blutgefäße, produziert wird. Stickstoffmonoxid (NO) ist ein wichtiger Botenstoff, der von eNOS produziert wird und eine entscheidende Rolle bei der Regulierung der Durchblutung spielt. NO ist ein Vasodilatator, das heißt, es entspannt die glatte Muskulatur der

Blutgefäße und erhöht den Blutfluss. Eine ausreichende NO-Produktion durch eNOS ist daher wichtig für eine normale Durchblutung und die Verhinderung von Durchblutungsstörungen. Ein Mangel an eNOS oder eine gestörte NO-Produktion können zu einer verminderten Durchblutung führen und das Risiko für verschiedene kardiovaskuläre Erkrankungen erhöhen, wie z.B. Bluthochdruck, Arteriosklerose oder Schlaganfall. Wie wichtig eNOS ist, zeigt bereits eine Studie *(672)*, wo Aorten von Endothel-NO-Synthase-**defizienten** Mäusen eine erhöhte basale *(die unterste Schicht der Epidermis)* TGF-beta1- und Kollagen-Typ-1-Expression zeigten. Das ist genau das Problem der Glatze: Zu viel TGF-Beta und Kollagenablagerung!

Apfelessig gegen Diabetes- und Insulinresistenz:

Apfelessig und generell Essig hat eine gute Wirkung gegen Diabetes- und Insulinresistenz. Das bestätigen zahlreiche Studien: So wurde z.B in einer Studie *(673)* die Wirkung von Apfelessig auf die Gesundheit von Patienten mit Diabetes und Dyslipidämie untersucht. Siebzig Teilnehmer wurden randomisiert einer Interventions- und Kontrollgruppe zugeteilt, um die Wirkung von 20 ml Apfelessig pro Tag in einer 8-wöchigen Parallelstudie zu beurteilen. Die Ergebnisse zeigten, dass der Verzehr von Apfelessig positive Auswirkungen auf den glykämischen Index und oxidativen Stress bei Personen mit Diabetes und Dyslipidämie hatte. Insbesondere wurde eine signifikante Verbesserung des Nüchternblutzuckerspiegels und der antioxidativen Kapazität. Glykämische Indizes, Insulinresistenz, B-Zellfunktion und Insulinsensitivität nahmen in beiden Gruppen signifikant ab. Die Studie zeigte jedoch keine signifikante Wirkung auf den Blutdruck und Homocystein. In meinem Buch *„Insider-Heilverfahren gegen Diabetes- und Insulinresistenz"*, finden Sie weitreichende Informationen. Nicht *nur* zum Thema Apfelessig!

Apfelessig Auf einen Blick ▼

Anwendungs-Empfehlung:	Oral / innerlich
Wirkung:	Essig erhöht die Durchblutung, wirkt antibakteriell, anti-entzündlich/ senkt zahlreiche Entzündungsmediatoren und hat auch eine starke anti-diabetische Wirkung. Es senkt auch stark den Leptin-Spiegel und könnte so gegen die Leptinresistenz eingesetzt werden, die bei Glatzenträgern festgestellt wurde. Laut einem Erfahrungsbericht kam es zu neuem Haarwuchs nach 100 ml Apfelessig/Tag
Dosierungs-Richtwert:	100 ml / Tag
€ Kosten:	ca. 8 € / Monat (Sie brauchen 3 Liter/Monat)
Bezugsquellen:	In größeren Supermärkten
Auf was zu achten ist:	Prinzipiell können Sie Apfelessig zwar auch äußerlich anwenden. Jedoch gibt es bislang dazu keine Studien oder Erfahrungsberichte. Es gibt bislang keine Hinweise darauf, dass dies gegen Haarausfall helfen könnte! Des Weiteren kann **der saure PH-Wert des Essigs auch die Wirkung von Knoblauch- oder Zwiebelsaft einschränken.** Nehmen Sie Apfelessig daher lieber oral ein! Kaufen Sie am besten naturtrüben **BIO**-Apfelessig! Zwar können Sie auch andere Essigsorten verwenden. Doch die meisten Studien wurden über Apfelessig durchgeführt. Dieser scheint am sichersten, da neben der Essigsäure auch noch weitere sekundäre Pflanzenstoffe im Essig enthalten sind. Verwenden Sie **keinen Metall-Löffel**, da die Metall-Ionen vom sauren Apfelessig herausgelöst und in den Körper gelangen können.
Studien:	---

Angaben ohne Gewähr. Anwendung auf eigene Gefahr!

Wirkung positiv getestet bei:

In vitro (Reagenzglas)	In vivo (Tiere)	In vivo (Mensch)
✓	✓	✓

Die wahren Ursachen der „erblich bedingten"
Glatzenbildung, die nur Insider kennen

Behandlung ▸ Insider-Therapien
Rizinusöl ▼

Zu Rizinusöl gegen Haarausfall liegen mir vier Erfahrungsberichte vor:

Es berichtet eine Frau, dass ihre Kopfhaare nach einigen Monaten der Rizinusöl-Einnahme wesentlich voller wurden und zudem neue Haare an bereits kahlen Stellen nachwuchsen. Auch wuchsen ihre Haare dicker nach. (Quelle **6a**)

Auch ein Mann berichtet, dass seiner Frau nach einigen Rizinusöl-Ausleitungen aufgefallen sei, dass sein Haupthaar wieder zunimmt, nachdem dieses lange Jahre nur schütterer geworden ist. Auch beim täglichen Bürsten sei ihm aufgefallen, dass kaum noch Haare ausgehen. (Quelle **6b**)

Ein Rizinusöl-Anwender berichtet, dass er seit Jahren unter Haarausfall leide. Sein Kopfhaar wurde mit den Jahren immer dünner. Er habe schon sämtliche Mittel ausprobiert, ohne Erfolg. Zuletzt war er sogar gezwungen seine Haare nur mehr noch mit Baby-Shampoo zu waschen. Nachdem er zwei Monate (9 Ausleitungen) mit Rizinusöl entgiftete, stellte er fest, dass nicht nur sein Haarausfall stoppte, sondern zudem in den Geheimratsecken neue Haare nachwuchsen (Quelle **6c**).

Ein weiterer Rizinusöl-Anwender mit einer handgroßen kahlen Stelle am Kopf, stellte fest, dass dort seit den Riziusöl-Entgiftungen wieder etwas „mehr" als nur Flaum wächst. Zudem stellte er fest, dass die äußerliche Anwendung in Kombination mit Schwitzen (z.B. Sauna) einen regelrechten Wachstums-Boost brachte (Quelle **6d**).

Beachten Sie aber, dass oral eingenommenes Rizinusöl das Haarwachstum am <u>ganzen</u> Körper stimuliert und nicht nur lokal auf der Kopfhaut. Ist ein Haarwachstum nur auf der Kopfhaut gewünscht, so können Sie Rizinusöl auch äußerlich auf die Kopfhaut auftragen. Beachten Sie jedoch, dass Rizinusöl dick ist wie eine Paste und es möglicherweise schwierig ist, dass das Öl in die Haut einzieht. Ich empfehle daher, nicht mehr als 5% in eine bestehende Haar-Tinktur zu mischen. Z.B. 95% Knoblauchsaft mit 5% Rizinusöl oder 95% Minoxidil mit 5% Rizinusöl. Vor dem auftragen natürlich gut schütteln! Allerdings gibt es kaum Erfahrungsberichte zur äußeren Anwendung. Es könnte also sein, dass es äußerlich gar nicht wirkt und sogar die Penetration von anderen Wirkstoffen stören könnte, aufgrund seiner klebrigen Masse. Wenn Sie auf Nummer sicher gehen wollen, verwenden Sie Rizinusöl lieber oral und zwar 2x am Tag je einen Teelöffel.

Rizinusöl ist ein pflanzliches Öl, das aus den Samen der Rizinus-Pflanze (Ricinus communis) gewonnen wird. Es wird seit Jahrhunderten auf der ganzen Welt für seine zahlreichen gesundheitlichen Vorteile und seine breite Anwendung in der Kosmetikindustrie geschätzt. Sein Hauptbestandteil ist die **Ricinolsäure**. Diese kommt im Rizinusöl **zu 90% vor**. Diese Fettsäure ist ein halbes Prostaglandin (Gewebshormon). Denn es besetzt selbstständig zwei der vier Prostaglandin E-Rezeptoren: Nämlich EP3 und EP4. Nicht besetzt werden EP1 und EP2. Diese beiden Rezeptoren scheinen jedoch für das Haarwachstum bereits auszureichen.

Interessant ist, dass diejenigen, die mit Rizinusöl Neuwuchs erzielt haben (oben in den Erfahrungsberichten), das Rizinusöl lediglich 1x/Woche eingenommen haben. Wenn Sie es jeden Tag einnehmen, könnte die Wirkung sogar noch größer sein.

Prostaglandin E2 und dessen Rezeptoren wirken auch anti-fibrotisch *(Studie 681, 682)* und wirken daher Narbengewebe entgegen. Sie wissen ja: die Glatzenbildung ist mit Fibrose assoziiert. Details dazu finden Sie hier im Buch im Kapitel *„Ursachenforschung/Pathologie> Fibrose"*.

In meinem Buch **„Heilen und Entgiften mit Rizinusöl"** finden Sie 40 Erfahrungsberichte zur Heilung verschiedenster Krankheiten wie Kurzsichtigkeit, Rückenschmerzen, Akne, schwere Allergien und vieles mehr. Darüber hinaus erfahren Sie detailliert, wie Rizinusöl im Körper wirkt und wie er als Mittel zur Entgiftung eingesetzt werden kann.

Rizinusöl Auf einen Blick ▼

Anwendungs-Empfehlung:	Oral / innerlich
Wirkung:	Rizinusöl besetzt zwei der vier Prostaglandin E-Rezeptoren (EP3 und EP4), welche das Haarwachstum über einen noch nicht ganz verstandenen Mechanismus fördern.
Dosierungs-Richtwert:	2 x täglich jeweils 1 Teelöffel
€ Kosten:	Rizinusöl ist günstig (ab ca. 10 € pro Liter)
Bezugsquellen:	In Internetshops oder etwas teurer in Apotheken
Auf was zu achten ist:	Derzeit gibt es **keine** Hinweise darauf, dass Rizinusöl kaltgepresst sein muss, um zu wirken. Falls Sie von 2 Teelöffeln/Tag bereits Durchfall bekommen, könnten Sie ein paar Tropfen Thymianöl oral einnehmen. In der Regel wird die abführende Wirkung dadurch blockiert. Testen Sie jedoch vorher, ob Sie Thymianöl vertragen.
Studien:	(681) (682) (683)

Angaben ohne Gewähr. Anwendung auf eigene Gefahr!

Wirkung positiv getestet bei:

In vitro (Reagenzglas)	In vivo (Tiere)	In vivo (Mensch)
		✓

Behandlung ▶ Insider-Therapien
Koffein-Abstinenz ▼

Zwar gibt es bislang keine mir bekannten Studien dazu. Doch dafür einige Erfahrungsberichte:

„Mein Haar wird kräftiger nach dem entkoffeinierten Kaffee."

„Dies war ein unerwarteter Vorteil für mich. Ich hatte im letzten Jahr sehr viel Haarausfall. Es könnte hormonell bedingt gewesen sein. Aber nachdem ich das Koffein aufgegeben hatte (vor 5 Wochen), bemerkte ich, dass mein Haar merklich viel weniger ausfiel. Darüber bin ich sowohl glücklich als auch überrascht. Ich habe in einem anderen Sub darüber gepostet, weil ich dachte, dass die Knochenbrühe, die ich konsumierte, vielleicht geholfen hat. Aber die meisten Leute denken, dass es Koffein stoppt. Auch dies ist ein weiteres Symptom des Koffeinkonsums/Missbrauchs, von dem ich wünschte, dass er bekannter wäre."

„Bevor ich das Koffein aufgab, fielen mir jedes Mal, wenn ich mit den Fingern durch meine Haare fuhr, wahrscheinlich 20-30 Strähnen aus. Wenn ich nach dem Aufhören mit den Fingern durch meine Haare fahre, fallen 0-5 Strähnen aus. Für mich war es extrem auffällig. In der Dusche würden wahrscheinlich über 100 Strähnen in Klumpen herausfallen. Jetzt 3 Strähnen in der Dusche. Imo, es liegt an chronischem Stress, Schlafentzug und anderen inneren Problemen, die Koffein auslöst, die schließlich den Haarausfall verursachen."

„Dem stimme ich zu 100% zu, danke für diesen Beitrag. Jedes Mal, wenn ich Koffein trinke, wird meine seborrhoische Dermatitis (Schuppen) viel schlimmer und ich bekomme mehr Haarausfall. Seit ich aufgehört habe, wachsen meine kahlen Stellen wieder nach."

„Ich habe immer das Gefühl, dass meine Haare (sehr kurz) wie die Borsten einer Bürste zu Berge stehen, wenn ich Kaffee trinke. Nach nun 6

Die wahren Ursachen der „erblich bedingten"
Glatzenbildung, die nur Insider kennen

Wochen stark reduzierter Koffeinzufuhr fühlen sich meine Haare merklich seidiger an."

„Ich kann es nicht mit wissenschaftlichen Beweisen belegen, aber ich habe eine drastische Veränderung meines Haarausfalls bemerkt, nachdem ich Koffein (insbesondere Kaffee) konsumiert habe, v wenn ich es nicht konsumiere. Ich habe jetzt seit einem Monat keinen Kaffee mehr und es ist die beste Entscheidung, die ich für mich treffen konnte"

Erfahrungsberichte Quelle: *(679)*

Auch wenn das etwas paradox erscheint. Schließlich gibt es auch Koffein-Shampoos, die gegen Haarausfall wirken sollen. Doch hat die äußere Anwendung von Koffein einen anderen Effekt als wenn Sie es trinken. Es ist bekannt, dass Koffein Stresshormone ausschüttet und dadurch die Durchblutung des Kopfes deutlich verschlechtert. Das hat dann auch ein Mangel an Sauerstoff zur Folge. Und Haarausfall- und Glatzenbildung ist eindeutig mit einer Durchblutungsstörung- und Sauerstoffmangel assoziiert. Details dazu finden Sie hier im Buch im Kapitel *„Ursachenforschung/Pathologie> Durchblutungsstörung und Sauerstoffmangel"*.

Viele werden sich sicher fragen, warum es Menschen gibt, die literweise Kaffee trinken und dennoch keinen Haarausfall zu beklagen haben. Aber jeder Organismus reagiert anders auf Kaffee und Koffein. Während die einen es vertragen, vertragen es andere nicht. Insbesondere Menschen, die von Natur aus einen zu niedrigen Blutdruck haben, könnte Kaffee evtl. weniger ausmachen, als Menschen, die eher zu einem höheren Blutdruck neigen.

Der Umstieg von Kaffee auf entkoffeinierten Kaffee ist eine Maßnahme, die schnell umzusetzen ist und keinen Cent kostet.

Behandlung ▸ Insider-Therapien
Tocotrienol ▼

Studien haben einen Zusammenhang zwischen oxidativem Stress und männlicher Glatzenbildung gezeigt. Patienten mit Alopezie weisen im Allgemeinen niedrigere Konzentrationen an Antioxidantien in ihrem Kopfhautbereich sowie einen höheren Lipidperoxidationsindex auf. Mehr Informationen dazu finden Sie hier im Buch im Kapitel *Ursachenforschung / Pathologie > Oxidativer Stress*.

Studie an Menschen mit männlicher Glatzenbildung:

In einer Studie *(84)* erhielten 21 Probanden nach dem Zufallsprinzip täglich 100 mg gemischte Tocotrienole oral, während 17 Probanden (Kontrollgruppe) oral Placebo-Kapseln erhielten. Die Probanden wurden auf die Anzahl der Haare in einem vorher festgelegten Kopfhautbereich sowie das Gewicht von 20 Strähnen von 1 cm langen Haarabfällen bei 0 (vor der Ergänzung), 4 und 8 Monaten überwacht. Die Anzahl der Haare der Probanden in der Tocotrienol-Gruppe stieg im Vergleich zur Placebo-Gruppe signifikant an. Während die Wirkstoffgruppe am Ende der 8-monatigen Ergänzung eine **Zunahme an Haaren um 34,5 %** verzeichnete, hatte im Vergleich die Placebo-Gruppe eine **Abnahme** der Haare um **0,1%**.

Tocotrienol ist das stärkste und teuerste Vitamin E:

Tocotrienol ist eine spezielle Form von Vitamin E. Sowohl Tocopherol, als auch Tocotrienol kommen in vier verschiedenen Isoformen wie **Alpha (α), Beta (β), Gamma (γ) und Delta (δ)** vor. Chemisch gesehen gibt es nur wenige Unterschiede zwischen Toco**pherolen** und Toco**trienolen**. Während die Seitenkette des

Tocopherols vollständig gesättigt ist, haben Tocotrienole eine dreifach ungesättigte Seitenkette. Daher auch der Name Trienole. Trie= drei. Tocotrienole werden bei oraler Einnahme nur zu ca. 30% resorbiert, was wesentlich weniger ist als die Tocopherol-Variante. **Jedoch ist die antioxidative Wirkung des Tocotrienols 40 bis 60 mal stärker!** Tocotrienol kommt hauptsächlich im roten Palmöl, Cranberryöl, Gerstenöl und Traubenkernöl vor. Allerdings müsste man 100 ml am Tag davon jeweils schlucken, um auf die notwendige Menge zu kommen, die gegen Haarausfall positiv getestet wurde (100 mg/Tag). Während die Kapseln klein, leicht und einfach zu schlucken sind.

In Internet-Foren berichten einige User, dass ihnen durch Tocotrienol neue Haare wuchsen. Allerdings gibt es auch Berichte, wo es nicht geholfen hat. Tocotrienol ist kein Wundermittel, aber es kann, vor allem in Verbindung mit weiteren Maßnahmen gegen Haarausfall sehr wirksam sein. Es ist daher wichtig, sich nicht alleine auf das Tocotrienol zu verlassen, sondern möglichst viele Therapien aus diesem Buch anzuwenden. Je mehr Sie tun, desto besser! Und wenn das Tocotrienol Ihnen keine neuen Haare bringen sollte, so wird es dennoch für ihre restliche Gesundheit ein Segen sein und sie vor Arterienverkalkung, Herzinfarkt, Schlaganfall und Krebs weitgehend schützen. Denn oxidativer Stress ist die Ursache so ziemlich jeder Krankheit! Insbesondere nach dem Konsum von Bratfett und Frittiertem, entstehen wild gewordene Sauerstoffmoleküle in Ihrem Körper, denen ein Elektron fehlt und es Körperzellen rauben. Dadurch entstehen Zellschäden. Damit das nicht passiert, sorgen Antioxidantien wie Tocotrienol dafür, diesen Sauerstoffmolekülen ihr fehlendes Teilchen zu ersetzen und den Oxidationsvorgang zu unterbinden.

Wie stark Tocotrienol wirkt, können Sie selbst leicht messen: Indem Sie z.B. Pommes essen und nach ca. 1-2 Std. Ihren Urin auf Malondialdehyd überprüfen. Das ist ein Abbauprodukt der freien Radikale. Und dann machen Sie einen erneuten Test: Diesmal aber, schlucken Sie unmittelbar <u>vor</u> dem Pommes-Konsum eine Tocotrienol-Tablette. Sie werden sehen, dass die freien Radikale auf null bleiben, solange Tocotrienol anwesend ist. Sie erhalten den „Freie Radikale-Check" in einigen (Online)-Apotheken unter der **PZN 108 47 588**. Es befinden sich 3 Test-Streifen in der Packung. Tipp: Wenn Sie die Streifen durch 3 teilen (senkrecht, mit der Schere), haben Sie 9 Tests! Der Preis liegt um die 21,50 € (Stand 2022).

In einer Studie an Mäusen *(104)* erhöhte Tocotrienol auch die Insulinsensitivität. Das bedeutet, dass die Zellen verbessert auf Insulin-Signale reagieren. **Dies ist von enormer Bedeutung für den Haarwuchs!** Tocotrienol senkte den Blutzuckerspiegel und verbesserte die Glukoseverwertung im ganzen Körper.

Tocotrienol hat auch eine starke Wirkung gegen Krebs und war in einer Studie an Menschen mit dem schwer behandelbaren Bauchspeicheldrüsenkrebs wirksam *(Studie 604)*. Allerdings waren hier, anders als bei Haarausfall, Dosen zwischen 400 und 800 mg/Tag notwendig! Diese und noch 70 weitere Insider-Heilverfahren, erfahren Sie in meinem Buch
„Insider-Heilverfahren gegen Krebs".

Tocotrienol Auf einen Blick ▼

Anwendungs-Empfehlung:	Topisch/äußerlich und oral/innerlich
Wirkung:	Tocotrienol ist ein starkes fettlösliches Antioxidans, welches sich in Körpergeweben anreichert. Eine Wirkung gegen Haarausfall wurde durch eine Studie und zahlreichen unabhängigen Erfahrungsberichten bestätigt.
Dosierungs-Richtwert:	**Oral:** 100 mg (2 x täglich je 50 mg) **Topisch/äußerlich:** Sie können 10 Kapseln zu je 50 mg Tocotrienol (insgesamt 500 mg) in 100 ml Haar-Tinktur lösen. Das entspricht einer 0,5%-Lösung. Einfach die Kapseln aufschneiden und in die Haar-Tinktur geben.
€ Kosten:	ca. 25 € / Monat
Bezugsquellen:	Diverse Internetshops und Apotheken
Auf was zu achten ist:	Verwenden Sie ein Präparat, wo nur Tocotrienole vorkommen! Verwenden Sie keine Misch-Präparate von Tocotrienol und Tocopherol, da das Tocopherol das „bessere" Tocotrienol verdrängt. Es ist allerdings normal, dass kleinere Mengen Tocopherole immer mit dabei sind. Allerdings sollte das meiste immer Tocotrienol sein! Nehmen Sie Tocotrienol am Morgen **vor** dem Frühstück ein und die zweite Dosis am Vorabend. Da Sie in der Nacht während des Schlafes nichts essen, macht eine Einnahme direkt vor dem zu Bett gehen keinen Sinn, da die Halbwertszeit von Tocotrienol nur 4 Std. beträgt. Das Vitamin soll Sie hauptsächlich vor Fett-Oxidation schützen, die während der Nahrungsaufnahme entsteht. Also immer vor dem essen einnehmen, **insbesondere bei gebratenen und frittierten Speisen!**
Studien:	(84) (604)

Angaben ohne Gewähr. Anwendung auf eigene Gefahr.

Wirkung positiv getestet bei:

In vitro (Reagenzglas)	In vivo (Tiere)	In vivo (Mensch)
✔	✔	✔

Behandlung ▸ Insider-Therapien
L-Carnitin-L-Tartrat▾

L-Carnitin-L-Tartrat ist eine Verbindung, die aus L-Carnitin und Weinsäure (Tartrat) besteht. L-Carnitin ist eine Aminosäure, die eine wichtige Rolle im Energiestoffwechsel spielt, insbesondere beim Transport von Fettsäuren in die Mitochondrien, wo sie zur Energiegewinnung verbrannt werden. Weinsäure (Tartrat) ist ein Salz der Weinsäure, das als Stabilisator und Trägerstoff in Nahrungsergänzungsmitteln und anderen Produkten verwendet wird. L-Carnitin-L-Tartrat hat in den letzten Jahren aufgrund seiner potenziellen Auswirkungen auf den Körper viel Aufmerksamkeit auf sich gezogen. Insbesondere hat sich gezeigt, dass es einen positiven Einfluss auf das braune Fettgewebe hat. Braunes Fettgewebe ist eine Art Fettgewebe, das im Körper Wärme produziert und dadurch zur Aufrechterhaltung der Körpertemperatur beiträgt. Im Gegensatz dazu dient weißes Fettgewebe hauptsächlich als Energiespeicher. Braunes Fett ist besonders gut für das Haarwachstum, da es es viele Blutgefäße enthält.

Die Studie *(692)* untersuchte, ob L-Carnitin das Haarwachstum fördern kann, indem es die Energiezufuhr zur Haarmatrix erhöht. Die Forscher kultivierten Haarfollikel in Gegenwart von L-Carnitin und beobachteten eine moderate, aber signifikante Stimulierung des Haarwachstums im Vergleich zu Kontrollen, die kein L-Carnitin erhalten hatten. Die Behandlung mit L-Carnitin verlängerte auch die Dauer des Wachstumsstadiums und reduzierte das Auslösen von programmiertem Zelltod im Haarfollikel. Die Ergebnisse deuten darauf hin, dass L-Carnitin das Haarwachstum fördern könnte. Es gab auch mal eine Studie an Menschen mit 2% L-Carnitin-L-Tartrat, wo es ebenso zu guten Ergebnissen kam. Und in einem Erfahrungsbericht kam es durch die Kombination des Dermarollers mit L-Carnitin zu sensationellem Neuwuchs! Im Kapitel *„Behandlung*

> *Insider-Therapien* > *Dermaroller/Dermastamp"* finden Sie den Link / QR-Code zu den Vorher-Nachher-Fotos.

L-Carnitin-L-Tartrat Auf einen Blick ▼

Anwendungs-Empfehlung:	Topisch / äußerlich
Wirkung:	L-Carnitin fördert das Haarwachstum durch Erhöhung des ATP im Haarfollikel. Es bräunt auch das Fett, erhöht IGF-1 und es wirkt anti-fibrotisch.
Dosierungs-Richtwert:	**2%** in einer Haar-Tinktur (entspricht 2 g pro 100 ml)
€ Kosten:	150 g kosten ca. **15 €**
Bezugsquellen:	In Internetshops
Auf was zu achten ist:	Erhöhen Sie die Dosis nicht, da zu hohe Mengen auch schädlich auf das Haarwachstum wirken können. 2% wurden in der Studie erfolgreich getestet.
Studien:	(692)

Angaben ohne Gewähr. Anwendung auf eigene Gefahr!

Wirkung positiv getestet bei:

In vitro (Reagenzglas)	In vivo (Tiere)	In vivo (Mensch)
✔		✔

Behandlung ▶ Insider-Therapien

Eisen ▼

Eisen spielt eine wichtige Rolle im Körper und ist an einer Vielzahl von Prozessen beteiligt, einschließlich des Haarwachstums. Ein Eisenmangel kann zu Haarausfall führen, da es für die Bildung von Hämoglobin in den roten Blutkörperchen benötigt wird, das Sauerstoff zu den Zellen transportiert, einschließlich der Zellen, die für das Haarwachstum verantwortlich sind. Wenn der Körper nicht genügend Eisen hat, können die Haarfollikel nicht genug Sauerstoff und Nährstoffe erhalten, was zu einer Verzögerung des Haarwachstums und letztendlich zu Haarausfall führen kann. **Eisenmangelanämie ist eine der häufigsten Ursachen für Haarausfall bei Frauen.**

Überprüfen Sie Ihren Eisen-Status und ergänzen Sie Eisen erst dann, wenn es wirklich zu niedrig sein sollte. **Ein Übermaß an Eisen kann zu freien Radikalen, Falten und auch Krebs führen**, da Krebszellen sehr eisenhaltig sind! Ein Mangel an Eisen ist allerdings auch schädlich, da es für den Sauerstofftransport im Körper verantwortlich ist und ein Mangel an Sauerstoff führt zu Haarausfall. Nehmen Sie keine Eisen-Präparate, da diese oft zu „radikal" sind und auch selten die notwendigen Begleitstoffe mitliefern, die für die optimale Eisenaufnahme notwendig wären. Wenn Sie jedoch Eisen als Tabletten zu sich nehmen wollen, kombinieren Sie es mit Vitamin C und Kupfer, da diese die Aufnahme von Eisen deutlich verbessern! Noch besser ist allerdings die Einnahme von Zuckerrohrmelasse: Diese enthält Eisen + alle weiteren wichtigen Stoffe, die für die Eisenaufnahme notwendig sind.

Empfohlene Tageszufuhr:
Kinder: **5-10 mg** (je nach Alter und Größe)
Erwachsene: **10 mg** (Frauen unter 50 Jahre: **18 mg**)
Schwangere: **27 mg**

Die wahren Ursachen der „erblich bedingten"
Glatzbildung, die nur Insider kennen

Eisen in pflanzlichen Nahrungsmitteln:

Pfifferling getrocknet	57,6 mg
Hefe	20,0 mg
Weizenkleie	12,9 mg
Kürbiskerne	12,5 mg
Sojabohne geröstet	10,0 mg
Sesam	10,0 mg
Mohn	9,5 mg
Pinienkerne	9,2 mg
Hirse	9,0 mg
Leinsamen	8,2 mg
Weizenkeime	7,9 mg

Alle Angaben je 100 g, *(Quelle: US DEPARTMENT OF AGRICULTURE)*

Eisen Auf einen Blick ▼

Anwendungs-Empfehlung:	Orale / innere Anwendung
Wirkung:	Eisen ist wichtig für den Sauerstofftransport und das Haarwachstum. Im Falle von Eisenmangel kann es zu Haarausfall kommen.
Dosierungs-Richtwert:	1-2 Esslöffel Zuckerrohrmelasse / Tag oder **10 mg Eisen** + mindestens **500 mg Vitamin C** und **2 mg Kupfer**/Tag
€ Kosten:	Präparate finden Sie ab **10 €** Zuckerrohrmelasse, 1 Liter ab ca. **10 €**
Bezugsquellen:	Internetshops und Apotheken
Auf was zu achten ist:	Prüfen Sie beim Arzt, ob evtl. auch eine Anämie (Blutarmut) vorliegen kann, die nicht durch einen Eisenmangel bedingt ist. Auch diese können zu Haarausfall führen. Kombinieren Sie Eisen mit Vitamin C und Kupfer, damit es besser vom Körper aufgenommen werden kann.
Studien:	(680)

Angaben ohne Gewähr. Anwendung auf eigene Gefahr!

Wirkung positiv getestet bei:

In vitro (Reagenzglas)	In vivo (Tiere)	In vivo (Mensch)
✓	✓	✓

Behandlung ▸ Insider-Therapien
Diclofenac ▼

Diclofenac ist ein nichtsteroidales entzündungshemmendes Medikament, das Schmerzen, Entzündungen und Fieber lindern kann. Es wirkt, indem es die Produktion von Prostaglandinen hemmt, die Entzündungen und Schmerzen im Körper verursachen.

Diclofenac blockiert speziell das Enzym Cyclooxygenase 2 (COX-2), das an der Synthese von Prostaglandinen beteiligt ist. Durch die Blockierung von COX-2 reduziert Diclofenac die Menge an Prostaglandinen im Körper, was zu einer Verringerung von Entzündungen führen kann. Allerdings sind Prostaglandine nicht per se schlecht. Der Körper braucht sie! Nur jedoch 1.) in nicht zu hohen Mengen und 2.) muss das Verhältnis der Prostaglandine stimmen. Grundsätzlich gibt es die Serie 1, 2 und 3. Wobei 1 und 3 allgemein als „entzündungshemmend" und die Serie 2 als „entzündungsfördernd" angesehen wurde. Allerdings gibt es auch neuere Studien, die zeigen, dass dem nicht so ist und auch die Prostaglandine der Serie 2 nicht entzündungsfördernd, sondern entzündungsregulierend wirken. In meinem Buch *„Das Märchen vom bösen, entzündungsfördernden Omega 6"*, gehe ich detailliert auf die Prostaglandine ein. Und hier im Buch im Kapitel *„Behandlung > Insider-Therapien > Borretschöl + Fischöl"* erhalten Sie auch weitreichende Informationen.

Beim Haarausfall haben wir in der Tat ein Prostaglandin-Problem: Nämlich zu viel vom Prostaglandin D2 und zu wenig vom Prostaglandin E2. Sie sehen schon, beide sind Mitglieder der so genannten *„entzündungsfördernden"* Prostaglandine. Und trotzdem löst das eine Prostaglandin Haarausfall aus, während das andere Haarwachstum fördert. Das liegt daran, dass das Prostaglandin D2 ein **Mastzell-Produkt** ist und Mastzellen sind mit der androgenetischen Alopezie assoziiert. Im Kapitel

Die wahren Ursachen der „erblich bedingten"
Glatzenbildung, die nur Insider kennen

„Ursachenforschung/Pathologie> Entzündungsmediatoren" erfahren Sie detaillierte Informationen über die Schädlichkeit des Prostaglandin D2 und der Mastzellen!

Drei Fallberichte *(675)*: Drei männliche Patienten suchten die Dermatologie wegen Aktinische Keratose auf der Kopfhaut auf und wurden mit äußerlichem 3%igem Diclofenac-Gel behandelt. Alle Patienten hatten auch eine begleitende androgenetische Alopezie. **Während der Nachsorgeuntersuchungen zeigten die Patienten terminales Haarwachstum auf zuvor nicht behaarten Bereichen der Kopfhaut.** Nach Kenntnis der Autoren handelt es sich um die ersten berichteten Fälle von Haarwachstum aufgrund einer äußerlichen Behandlung mit Diclofenac. Die Autoren haben die Hypothese aufgestellt, dass die Hemmung von COX-2 durch Diclofenac über die perifollikuläre Mikroentzündung und das Prostaglandin-Ungleichgewicht, das bei androgenetischer Alopezie beobachtet wird, wirken könnte, um Haarwachstum zu fördern.

In einer **Studie** *(676)* wurde eine Emulsion aus Minoxidil, Diclofenac und Teebaumöl mit Minoxidil allein und Placebo verglichen. In Bezug auf Stabilität, Sicherheit und Wirksamkeit war das Minoxidil, welches mit Teebaumöl und Diclofenac kombiniert wurde, signifikant überlegen und erzielte bei der Behandlung von androgener Alopezie ein früheres Ansprechen im Vergleich zu Minoxidil allein in dieser 32 einwöchige Pilotstudie.

Anmerkung vom Autor Christian Meyer-Esch:
Teebaumöl hat bei den meisten Menschen eine hohe Unverträglichkeit. Verwenden Sie lieber Thymian- oder Lemongrasöl!

Neben Diclofenac gibt es jedoch auch in der Natur einige Stoffe, die COX-2 hemmen:

Substanz:	Studien:
Knoblauch	(642) (643)
Thymianöl	(661)
Lemongrasöl	(662) (663)

Diclofenac Auf einen Blick ▼

Anwendungs-Empfehlung:	Topisch / äußerlich
Wirkung:	Hemmt COX-2 und daher auch das haarwuchsschädliche Prostaglandin D2.
Dosierungs-Richtwert:	**0,5%** als Haar-Tinktur (0,5 g pro 100 ml)
€ Kosten:	100 g ca. **8 €**
Bezugsquellen:	In Deutschland ist es als **„Voltaren"** bekannt und als Gel in der Regel apothekenpflichtig, jedoch nicht rezeptpflichtig.
Auf was zu achten ist:	Sie können das Gel mit anderen Wirkstoffen kombinieren.
Studien:	(675) (676)

Angaben ohne Gewähr. Anwendung auf eigene Gefahr!

Wirkung positiv getestet bei:

In vitro (Reagenzglas)	In vivo (Tiere)	In vivo (Mensch)
✔	✔	✔

Behandlung ▸ Insider-Therapien
Soja-Isoflavone (+ Capsaicin) ▼

Klinische Studie an Menschen mit allen Formen von Glatzenbildung, darunter auch die androgenetische Alopezie („erblich bedingte" Glatzenbildung): Die Plasmaspiegel von IGF-1 waren bei 31 Probanden mit Alopezie fünf Monate nach der oralen Verabreichung von Capsaicin (6 mg/Tag) und Isoflavon (75 mg/Tag) gegenüber den Ausgangswerten verdoppelt. Während sie in der Placebo-Gruppe bei den 17 Probanden mit Glatze nicht erhöht waren. Die Anzahl der Probanden mit Alopezie, die 5 Monate nach der Verabreichung eine Förderung des Haarwachstums zeigten, war signifikant höher unter den Probanden, denen Capsaicin und Isoflavon verabreicht wurden: **64,5 %** in der Wirkstoffgruppe vs. **11,8 %** in der Placebogruppe *(Studie 100).*

Vorher-Nachher-Fotos:
In der Studie gibt es auch Vorher-Nachher-Fotos. Leider darf ich aus urheberrechtlichen Gründen diese Fotos nicht im Buch abbilden. Aber unter folgendem Link können Sie sich die Bilder ansehen:

QR-Code scannen:	Oder manuell eingeben:
	https://ars.els-cdn.com/content/image/1-s2.0-S1096637407000639-gr5.jpg

Capsaicin ist der Wirkstoff des Cayenne-Pfeffers, den Sie für wenig Geld in fast jedem Supermarkt kaufen können. **Soja-Isoflavone** sind sekundäre Pflanzenstoffe aus der Sojabohne, die hoch extrahiert in Tablettenform erworben werden können.

In einer Studie *(684)* an Akne-Patienten, konnte die alleinige Verabreichung von 160 mg Soja-Isoflavonen nach drei Monaten den **DHT-Spiegel im Blut um ca. 57% senken.** Sie erinnern sich: Das ist das Abbauprodukt des Testosterons, welches die Haut dick macht, gesundes braunes Fett abbaut, Verkalkung und Fibrose begünstigt und zu Durchblutungsstörungen beiträgt. Die schulmedizinischen Medikamente Finasterid und Dutasterid hemmen DHT zu 70% bzw. 90%. Diese hohe Hemmung kann jedoch auch mit Nebenwirkungen wie Libidoverlust einhergehen, während 57% Hemmung evtl. genau richtig ist, so dass es zu keinen Nebenwirkungen kommt und dennoch der Haarausfall gestoppt wird. Asiaten ernähren sich traditionell sehr reich an Soja und werden deutlich seltener von androgenbedingten Krankheiten wie Glatzenbildung, Akne oder Prostatavergrößerung heimgesucht. Auch Krebs ist bei Asiaten viel seltener. Zumindest, solange sich Asiaten traditionell ernähren.

Capsaicin verursachte in Studien einen Anstieg von Iinterleukin-10 (IL-10) um 35%, was eine Schlüsselrolle bei der Unterdrückung der Fibrose spielte *(Studie 90)*. Es wirkt sehr anti-fibrotisch und löst Narbengewebe im Körper auf *(Studie 89)*.

Übermäßige Superoxidspiegel während oxidativen Stresses führen zu einer Verringerung der Stickoxid-Bioverfügbarkeit durch Bildung von Peroxynitrit und führen zu einer endothelialen Dysfunktion *(Studie 91)*. Was nichts anderes bedeutet als eine starke Durchblutungsstörung. Und hier kommt Capsaicin ins Spiel: Capsaicin hemmt diese Superoxide *(Studie 92)*. Capsaicin aktiviert auch braunes Fett, welches hoch stoffwechselaktiv ist und vor allem sehr reich an Kapillargefäßen *(Studie 99)*. Dadurch wird der Blutfluss zur Kopfhaut und den Haarfollikeln wieder aufgenommen.

Capsaicin wird allerdings sehr schnell verstoffwechselt. Schon nach einer Stunde waren keine Capsaicin in der Leber mehr nachweisbar *(Studie 93)*. Es empfiehlt sich daher, über den Tag verteilt kleinere Mengen einzunehmen statt 2x am Tag größere Mengen. Obwohl die 2x tägliche Einnahme in der Studie auch gewirkt hat.
Mehr Informationen zum Thema Fibrose und IGF-1, erfahren Sie hier im Buch im Kapitel *„Ursachenforschung / Pathologie"*.

Capsaicin + Soja-Isoflavone | **Auf einen Blick ▼**

Anwendungs-Empfehlung:	Oral / innerliche Anwendung
Wirkung:	160 mg **Soja-Isoflavone** / Tag senken laut einer Akne-Studie den DHT-Spiegel im Blut um ca. 57%.
	Capsaicin aus Cayenne-Pfeffer wirkt stark anti-fibrotisch, durchblutungsfördernd, entfernt überschüssiges Salz aus dem Körper, fördert die Bildung von braunem Fett und erhöht zusammen mit den Isoflavonen den IGF-1-Spiegel, welches für das Haarwachstum ebenso essentiell ist.
Dosierungs-Richtwert:	**Capsaicin (Cayenne-Peffer):** In der Haarausfall-Studie wurden **6 mg** verwendet (entspricht einem großen Esslöffel Cayenne-Pfeffer). Ich empfehle morgens und abends **jeweils einen Esslöffel**.
	Soja-Isoflavone: In der Akne-Studie wurden 160 mg Soja-Isoflavone verwendet; in der Haarausfall-Studie 75 mg. Ich empfehle **160 mg**
€ Kosten:	Cayenne-Pfeffer: Ca. **5 €** / Monat (bei 6 mg / Tag) Soja-Isoflavone: Ca. **13 €** / Monat (bei 160 mg / Tag)
Bezugsquellen:	Cayenne-Pfeffer bekommen Sie in fast jedem Supermarkt. In jedem Fall in den Größeren. Soja-Isoflavone bekommen Sie günstig in Spanien. Am besten dort in den größeren Supermärkten. Auch in Internetshops und Apotheken.
Auf was zu achten ist:	Bei Durchfall oder Brennen sollte die Dosis reduziert werden. In der Regel gewöhnt sich der Körper an die Schärfe, so dass nach einiger Zeit höhere Dosen verträglicher werden.
Studien:	(89) (90) (91) (92) (93) (94) (95) (96) (97) (98) (99) (100) (684)

Angaben ohne Gewähr. Anwendung auf eigene Gefahr!

Wirkung positiv getestet bei:

In vitro (Reagenzglas)	In vivo (Tiere)	In vivo (Mensch)
✔	✔	✔

Die wahren Ursachen der „erblich bedingten" Glatzenbildung, die nur Insider kennen

Behandlung ▸ Insider-Therapien
Inositol / Lecithin ▾

Inositol ist ein sechswertiger Alkohol, der sowohl in Pflanzen, als auch in Tieren vorkommt und den Blutzuckerspiegel senkt. Ein erhöhter Blutzuckerspiegel ist mit Haarausfall verbunden. Inositol ist im menschlichen Körper praktisch in allen Geweben vorhanden. Hohe Konzentrationen finden sich im **Gehirn, Augenlinsen, Herzmuskeln, in den Nieren, Leber und Milz sowie in den Hoden**. Inositol kann vom Körper selbst aus Glukose hergestellt werden und gilt daher als nicht essenziell. Die Nieren stellen bis zu 4 g pro Tag selbst her. Möglicherweise wird es auch aus gesunden Bakterienkulturen im Verdauungstrakt gebildet. Wissenschaftlich ist das noch nicht ganz geklärt. In der Nahrung kommt Inositol in Form von **Phytinsäure** vor. Wird diese in großen Mengen aus der Nahrung aufgenommen, können sie die Aufnahme von Calcium, Eisen und Zink vermindern. Inositol aus Nahrungsergänzungsmitteln hat diesen Effekt nicht und ist daher für therapeutische Zwecke das geeignete Mittel. Und obwohl Inositol die Bezeichnung „Muskelzucker" trägt, handelt es sich dabei **nicht** um ein Kohlenhydrat, da es keine Carbonylgruppe hat. Inositol erfüllt nur das Kriterium eines Kohlenhydrats (hydratisierter Kohlenstoff) und arbeitet eng zusammen mit Vitamin B6, B9 (Folsäure) und B5 (Pantothensäure). Es schützt Leber, Nieren, Herz und Blutgefäße. **Sehr hoher Kaffeekonsum kann die Inositol-Speicher im Körper leeren.** Inositol ist eine ausgesprochene Gehirnnahrung. Es spielt im menschlichen Stoffwechsel als Myo-Inosit eine Rolle, in den Organen ist sein Gehalt recht hoch. Hohe Dosierungen zeigten ausgeprägte antidepressive Wirkungen, während ein **Inositol-Mangel zu Leberverfettung** führte. Um diese Substanz selbst herzustellen, benötigt der Körper reichlich **Niacin (Vitamin B3) und Magnesium**. Vor allem letzteres ist Mangelware. Man schätzt, dass mindestens 75% der Bevölkerung einen Magnesiummangel haben.

Vitamin B8 (Inositol) in pflanzlichen Lebensmitteln:

Weizenvollkornbrot	**1.150 mg**
Weiße Bohnen verzehrfertig	**440 mg**
Grapefruitsaft	**390 mg**
Cantaloupe-Melone (Zuckermelone)	**355 mg**
Erdnussbutter	**300 mg**
Orangen	**300 mg**
Mandeln	**280 mg**
Kleieflocken	**270 mg**
Kidney-Bohnen verzehrfertig	**250 mg**
Walnüsse	**200 mg**
Grapefruit	**200 mg**
Frische grüne Bohnen geschält	**190 mg**
Limetten	**190 mg**

(Quelle 55) **Alle Angaben je 100 g**

Erfahrungsberichte:

„Ich nehme es seit fast 2 Jahren (4000 mg täglich) und es hat meinen Haaransatz und meine Kopfhaut mit so viel weniger Haarausfall wieder verdickt!" (Quelle **I1**)

„Ja ! Bei mir wurde PCOS diagnostiziert und ich merke, dass mein Haar ausfällt. Ich begann mit der täglichen Einnahme von Myo-Inositol 2000 mg und nach ein paar Tagen bemerkte ich sofort Haarsprossen und mehr Volumen. Nach ein paar Monaten sind meine Haare sichtbar dicker. Auch meine hormonelle Akne verschwand" (Quelle **I2**).

„Ich habe vor ein paar Monaten mit der Einnahme von Myo-Inositol begonnen und mein Haarausfall ging dramatisch zurück" (Quelle **I3**).

Bei Übergewicht und Bauchfett ist Lecithin-Granulat die erste Wahl:

Im **Lecithin-Granulat**, welches aus Soja oder Sonnenblumen gewonnen wird, kommen hohe Mengen Inositol bereits vor. Darüber hinaus hat das Lecithin-Granulat jedoch noch weitere Wirkeigenschaften, die über dem isolierten Inositol alleine hinaus gehen. Denn es **entfettet den ganzen Körper** und enthält das ebenso aus dem Vitamin-Katalog gestrichene Vitamin B4 (Cholin) in hohen Mengen:

Bei **Vitamin B4 (Cholin)** handelt es sich um einen einwertigen Alkohol. Es ist kein „echtes" Vitamin, weshalb das B4 (genau wie auch Inositol/B8) in Vitamin-Präparaten ausgeklammert wird. Nichts desto trotz hat es eine vitaminähnliche Eigenschaft und ist seit dem Jahr 1998 ein offizieller essentieller Nährstoff, der mit der Nahrung zugeführt werden *muss*, damit wir nicht krank werden. Zwar kann er in geringen Mengen vom Körper selbst hergestellt werden, jedoch sind die Mengen meist nicht ausreichend. Cholin aus der Nahrung liegt in mehreren verschiedenen Formen vor, die sowohl wasserlöslich (z. B. freies Cholin, Phosphocholin und Glycerophosphocholin) als auch fettlöslich (wie Phosphatidylcholin und Sphingomyelin) sind. Cholin hat wichtige Funktionen bei der Aufrechterhaltung als auch beim Wachstum der Zellen in allen Lebensstadien. Wichtig ist es vor allem für die der Membran-Synthese und dem Transport von Fetten. Cholin kann in Leber und Niere zu Betain umgewandelt werden. Hierbei handelt es sich um eine chemische Verbindung, die Homocystein abbaut und daher vor Arteriosklerose schützt *(ausführliche Informationen zum Thema Arteriosklerose finden Sie in meinem Buch „Blutgefäße wie ein Teenager")*. Cholin ist auch ein Vorläufer für die Synthese von *Phosphatidylcholin*, der im Körper am häufigsten vorkommenden Form von Phospholipid. Das sind Membran-Fette, die die Zellen schützen. Besonders hoch ist der Gehalt der Phospholipide in den Myelinscheiden der Nervenzellen, weshalb Cholin ganz besonders wichtig für Menschen mit multiple Sklerose ist, eine Krankheit, bei der aus unbekannter Ursache diese Myelinschichten angegriffen werden.

Vitamin B4 (Cholin) in pflanzlichen Nahrungsmitteln:

Getrocknete Shiitake-Pilze	201 mg
Geröstete Weizenkeime	178 mg
Gemahlene Senfkörner	122 mg
Sonnengetrocknete Tomaten	104 mg
Getrockneter Koriander	97 mg
Getrocknete Petersilie	97 mg
Geröstete Weizenkleie	81 mg
Leinsamen	78 mg
Geröstete Pistazien	71 mg
Getrocknete Spirulina-Algen	66 mg
Geröstete Erdnüsse	64 mg
Paprika	51 mg
Haferkleie Flocken	23 mg
Gelber Senf	22 mg
Bier	10 mg

Alle Angaben je 100 g
(Quelle: US DEPARTMENT OF AGRICULTURE)

Empfohlene Tageszufuhr für Erwachsene: **400 - 550 mg / Tag**

Das Wort Lecithin stammt aus dem Griechischen und bedeutet Eigelb. Denn aus Eigelb wurde 1846 Lecithin erstmals isoliert. **Lecithin ist ein Gemisch aus Cholin (Vitamin B4), Inositol (Vitamin B8) und Phospholipiden, welches auch als Phosphatidylcholin bezeichnet wird.** Es ist ein Naturstoff aus der Gruppe der Glycerophospholipide. Obwohl dieses Mittel bereits selbst aus Fett besteht, ist es ein idealer Emulgator. Das heißt, es macht Fett wasserlöslich und bringt es so zur Ausscheidung. Die Produktion von Lecithin erfolgt heute aus Soja und Sonnenblumen. Jedoch enthalten viele Pflanzen und alle tierischen Organismen Lecithin. Es ist für den Körper essentiell: Z.B.

40% der menschlichen Zellmembranen (Myelinschichten) bestehen aus Lecithin. Bei Multiple Sklerose werden diese z.B. angegriffen und so kommt es zu den körperlichen Beschwerden.

Mir haben bereits viele Leute berichtet, dass sie durch Lecithin mehrere Loch-Gürtel abgenommen haben. Lecithin wirkt weiteres auch gegen Leberverfettung und senkt erheblich die Cholesterin- und Triglycerid-Werte und steigert die körpereigenen Antioxidantien. Es ist auch ein sehr potenzsteigerndes Mittel. In einer Studie an 30 Menschen mit einer nichtalkoholischen Fettleber, die 2x täglich 300 mg Phosphatidylcolin bekamen (ein Bestandteil des Lecithins), sank der Spiegel der Alanin-Aminotransferase (ALT) um 59,6 % sowie der Aspartat-Transaminase (AST) um 75,4 %. Hierbei handelt es sich um Leber-Enzyme, die bei pathologischen Zuständen der Leber (stark) erhöht sind. Außerdem wurde nach der Behandlung ein Anstieg der antioxidativen Enzyme **Superoxiddismutase (SOD) um 48 % und Glutathionperoxidase um 48,1 %** gemessen. In einer Maus-Studie fanden Wissenschaftler heraus, dass die Einnahme von Phosphatidylcholin das Leberfett deutlich reduzierte. Darüber hinaus kam es auch zu einer **Verbesserung der Glukosetoleranz und Insulinsensitivität**, was von verringerten Spiegeln von hepatischen Triglyceriden, Serumtriglyceriden, Low-Density-Lipoprotein (LDL, Aspartat-Aminotransferase und Alanin-Aminotransferase begleitet wurde. In einer Studie *(83)* von kombinierten Myo-Inositol- und D-Chiro-Inositol (10:1) 2x täglich 550 mg/Tag für 6 Monate bei Patienten mit polyzystischem Ovarialsyndrom (PCOS), **kam es zu einem signifikanten Anstieg des SHBG.** Frauen und Männer mit Glatze haben deutlich erniedrigte SHBG-Werte, die das DHT ansteigen lassen.

Tipp: Wenn Sie Lecithin-Granulat verwenden (gibt es günstig in Drogerien), haben Sie das wichtige Inositol bereits enthalten. Sie brauchen dieses dann nicht mehr zusätzlich!

Inositol und Lecithin | **Auf einen Blick ▼**

Anwendungs-Empfehlung:	Orale / innerliche Anwendung
Wirkung:	**Inositol:** Senkt den Blutzuckerspiegel und wirkt daher Haarausfall entgegen. **Lecithin:** Reduziert zusätzlich das Körper- und Bauchfett, welches ebenso eine Wirkung gegen einen erhöhten Blutzuckerspiegel hat. Man geht davon aus, dass es auch die Kopfhaut mit den Haarfollikeln entfettet und somit die Durchblutung verbessert.
Dosierungs-Richtwert:	**Inositol:** **4 g** / Tag (2x2 g). Oder mehrmals täglich. Am besten direkt vor den Mahlzeiten, damit genug Inositol da ist, um den Blutzuckerspiegel niedrig zu halten. **Lecithin:** Kurweise 100 g / Tag (morgens und abends jeweils 50 g). Ein gehäufter Esslöffel hat ca. 5 g. Als Erhaltungsdosis reichen 10 g am Tag.
€ Kosten:	**Inositol:** ca. **6 €** / Monat (beim Kauf von 1.000 g, ca. 50 € und einer Tagesration von 4 g, reicht es ca. 8 Monate). **Lecithin:** Ca. 55 € / Monat (bei 100 g am Tag) Ca. 5,50 € / Monat (bei 10 g am Tag)
Bezugsquellen:	**Inositol-Pulver:** Diverse Internetshops **Lecithin-Granulat:** Am günstigsten in Drogerien
Auf was zu achten ist:	Besser wirkt Inositol, wenn Sie es zusammen mit Vitamin B5 (Pantothensäure) kombinieren. Im Lecithin-Granulat ist hoch dosiertes Inositol bereits enthalten. Sie brauchen kein zusätzliches Inositol!
Studien:	(72)

Angaben ohne Gewähr. Anwendung auf eigene Gefahr!

Wirkung positiv getestet bei:

In vitro (Reagenzglas)	In vivo (Tiere)	In vivo (Mensch)
	✓	✓

Die wahren Ursachen der „erblich bedingten"
Glatzenbildung, die nur Insider kennen

Behandlung ▸ Insider-Therapien
Arginin + Citrullin ▼

Arginin und Citrullin sind zwei Aminosäuren, die eine wichtige Rolle bei der Produktion von Stickstoffmonoxid (NO) im Körper spielen. NO ist ein wichtiger Botenstoff, der eine entscheidende Rolle bei der Regulierung des Blutflusses und der Gefäßerweiterung spielt. Es ist auch an der Regulierung des Immunsystems, der Entzündungsreaktionen und der Signalübertragung zwischen Nervenzellen beteiligt.

Arginin ist eine Vorstufe von NO und wird im Körper zu NO umgewandelt. Citrullin wiederum wird vom Körper in Arginin umgewandelt und dient somit als „Verweildauer-Verlängerer". Studien haben gezeigt, dass Arginin alleine sehr schnell im Körper abgebaut wird. Wird Arginin jedoch mit Citrullin kombiniert, hat man eine lange Arginin-Versorgung, die rund 12 Std. anhält. Die Kombination beider Aminosäuren ist daher sehr wichtig! Zumindest, wenn Sie es oral schlucken. Wenn Sie Arginin äußerlich anwenden, ist höchstwahrscheinlich kein Citrullin notwendig. Es gibt bislang keine Studien dazu, ob äußerlich verabreichtes Citrullin überhaupt in Arginin umgewandelt werden kann. Gehen Sie lieber auf Nummer Sicher und wenden es äußerlich nur als Arginin an und bei der oralen Einnahme kombinieren Sie beide!

Die aktuellen Daten deuten darauf hin, dass eine orale Arginin-Ergänzung den Blutdruck um **5,39/2,66 mmHg senken kann**, was eine Wirkung ist, die mit Ernährungsumstellungen und sportlicher Betätigung vergleichbar ist. Die blutdrucksenkenden Eigenschaften von Citrullin liegen im Bereich von 4,1/2,08 bis 7,54/3,77 mmHg *(Studie **685**)*.

Stickoxid-Mangel fördert vaskuläre Insulinresistenz:

Jüngste Studien haben gezeigt, dass eine verringerte Synthese von Stickoxid (NO) aus L-Arginin in Endothelzellen ein Hauptfaktor ist, der zu der beeinträchtigten Wirkung von Insulin in den Gefäßen von fettleibigen und diabetischen Personen beiträgt *(Studie **686**)*. Ein gutes Insulinsignal ist auch für das Haarwachstum enorm wichtig!

Stickoxid wirkt anti-fibrotisch und hemmt TGF-Beta:

Eine Studie *(**687**)* untersuchte die Rolle von Stickstoffmonoxid (NO) bei der Kollagenproduktion in Zellen des menschlichen Zahnfleisches. Die Forscher fanden heraus, dass NO die Androgenrezeptor vermittelte Kollagenproduktion hemmt. Insgesamt deutet die Studie darauf hin, dass NO eine wichtige Rolle bei der Regulation der Kollagenproduktion im menschlichen Zahnfleisch spielt und dass die Hemmung von NO die Kollagenproduktion erhöhen kann. Zwar ist es richtig, dass der Körper auch Kollagen benötigt. Bei der Glatzenbildung haben wir es jedoch mit <u>zu viel</u> Kollagen zu tun. Details dazu finden Sie hier im Buch im Kapitel *„Ursachenforschung/Pathologie> Fibrose"*.

In einer Studie *(**688**)* wurde geprüft wie Stickstoffmonoxid (NO) die Expression von Genen, die für die Entwicklung von Gefäßerkrankungen verantwortlich sind, beeinflusst. Dabei haben die Forscher festgestellt, dass NO die Signalübertragung von TGF-beta1, einem Protein, das für die Entwicklung von Gefäßerkrankungen und Glatzenbildung verantwortlich ist, hemmt. In kahlen Regionen der Kopfhaut fanden Forscher erhöhte Spiegel des TGF-Beta. Details dazu finden Sie hier im Buch im Kapitel *„Ursachenforschung/Pathologie> Fibrose"* und im Kapitel *„Ursachenforschung/Pathologie> Entzündungsmediatoren"*.

Eine Studie *(691)* sollte die Auswirkungen von L-Arginin auf die Nierenfunktion bei Ratten mit induzierter Anti-Thy1-Glomerulonephritis, einer Art von Nierenentzündung, untersuchen. Die Ergebnisse zeigen, dass L-Arginin die Überproduktion von TGF-beta-1 reduziert, und dass diese Wirkung hauptsächlich durch die Produktion von Stickstoffmonoxid (NO) vermittelt wird. Die Studie schlägt vor, dass NO-Donoren bei der Behandlung von fibrotischen Nierenerkrankungen beim Menschen hilfreich sein könnten.

Stickoxid fördert auch die Neubildung von Blutgefäßen:

Eine Studie *(689)* wurde ins Leben gerufen, um die Wirkung von Stickoxid (NO) auf die Synthese des vaskulären endothelialen Wachstumsfaktors (VEGF) in glatten Muskelzellen von Ratten zu untersuchen. Dabei wurden zwei In-vitro-Modelle verwendet und die NO-Synthese durch Inhibitoren gehemmt oder mit Ergänzungen verstärkt. Die Ergebnisse zeigen, dass endogenes NO die VEGF-Synthese verstärkt. Je mehr Blutgefäße in der Kopfhaut vorhanden sind, desto dicker das Haar:

Eine weitere Studie *(690)* beschäftigte sich mit dem Haarfollikelzyklus bei Mäusen und wie dieser von der vaskulären Blutgefäßversorgung abhängt. Die Forscherinnen und Forscher haben festgestellt, dass es eine zyklische Veränderung in der perifollikulären Vaskularisation gibt, die mit dem Haarzyklus korreliert. Sie haben auch entdeckt, dass VEGF eine wichtige Rolle bei der Regulierung des Haarfollikelzyklus spielt, insbesondere bei der Förderung des Haarwachstums und der Vergrößerung von Haarfollikeln und Haarschäften. Die Studie zeigt auch, dass eine verbesserte Follikelvaskularisierung, welche das Haarwachstum fördert und dass eine Behandlung mit einem Antikörper, der VEGF blockiert, das Haarwachstum verzögert und die Haarfollikelgröße reduziert.

Arginin + Citrullin Auf einen Blick ▼

Anwendungs-Empfehlung:	**Arginin:** Oral und äußerlich **Citrullin:** Nur oral / innerlich
Wirkung:	Beide Aminosäuren fördern die Produktion von Stickstoffmonoxid, welches die **Blutgefäße erweitert**. Haarausfall- und Glatzenbildung sind mit Durchblutungsstörung und Sauerstoffmangel assoziiert. Die erhöhte Produktion von Stickstoffmonoxid wirkt laut Studien auch anti-fibrotisch, baut also Narbengewebe ab.
Dosierungs-Richtwert:	Arginin: **3 bis 6 g** / Citrullin: **3 bis 6 g** / Tag (entspricht jeweils 3.000 – 6.000 mg)
€ Kosten:	500 g Arginin erhalten Sie ab ca. **20 €** / 500 g Citrullin ab ca. **15 €**
Bezugsquellen:	In Internetshops. Sie finden auch Kombinations-Präparate, wo beide Aminosäuren bereits vorkommen und Sie nicht zwei separate Präparate kaufen müssen.
Auf was zu achten ist:	Arginin und Citrullin können Wechselwirkungen mit bestimmten Medikamenten haben, insbesondere mit blutdrucksenkenden Medikamenten. Es ist wichtig, vor der Einnahme von Arginin und Citrullin mit einem Arzt zu sprechen, wenn Sie regelmäßig Medikamente einnehmen.
Studien:	(686) (687) (688) (689) (690) (691)

Angaben ohne Gewähr. Anwendung auf eigene Gefahr!

Wirkung positiv getestet bei:

In vitro (Reagenzglas)	In vivo (Tiere)	In vivo (Mensch)
	✔	✔

Die wahren Ursachen der „erblich bedingten"
Glatzenbildung, die nur Insider kennen

Behandlung ▸ Insider-Therapien
Taurin ▼

Taurin ist eine nicht essentielle Aminosäure, die durch den Metabolismus von Methionin und Cystein produziert wird. Es wird auch in einigen Energiegetränken als Zusatzstoff verwendet. Es kann auch vegan, also ohne tierische Produkte hergestellt werden. Trotz seiner vielen Vorteile ist Taurin keine essentielle Aminosäure, was bedeutet, dass der Körper es selbst synthetisieren kann. Es wird jedoch empfohlen, eine ausgewogene Ernährung zu sich zu nehmen, die genügend Taurin enthält, um eine optimale Gesundheit zu erhalten. Es ist an einer Vielzahl von physiologischen Funktionen beteiligt, einschließlich immunmodulatorischer und antifibrotischer Funktionen.

In einer Studie *(710)* mit gezüchteten menschlichen Haarfollikeln, die meisten der charakteristischen Merkmale normaler Haarfollikel in vivo zu rekapitulieren, untersuchten die Wissenschaftler die Aufnahme von Taurin durch isolierte menschliche Haarfollikel, seine Auswirkungen auf das Haarwachstum und die Überlebensrate. Die Forscher zeigten, dass Taurin von der Bindegewebsscheide, der proximalen äußeren Wurzelscheide und der Haarzwiebel aufgenommen wurde, das Überleben der Haare in vitro förderte und **schädliche Auswirkungen von TGF-beta1 auf die Haarfollikel verhinderte.**

Ein Erfahrungsbericht:

„Kann bestätigen, dass ich seit einigen Monaten Taurin in unterschiedlichen Dosierungen nehme. Ich nahm den ganzen Tag über etwa 2 g ein, senkte die Dosis schließlich auf 1 g und pausierte dann für eine Weile.

Es scheint, dass jedes Mal, wenn ich 2 g oder mehr pro Tag nehme, mein Haarausfall vollständig aufhört. Aber als ich aufhörte, es einzunehmen oder eine niedrigere Dosis einnahm, kehrte der Haarausfall zurück.

Meine Haare sehen bei der höheren Dosis auch besser aus. Weniger ölig und klebrig." (Quelle **711**)

Taurin Auf einen Blick

Anwendungs-Empfehlung:	Äußere und innere Anwendung möglich
Wirkung:	Wirkt anti-fibrotisch, schützt Haarfollikel
Dosierungs-Richtwert:	Topisch / äußerlich: **2%** Oral: **2 g** / Tag
€ Kosten:	Ab ca. 20 € / kg
Bezugsquellen:	In Internetshops
Auf was zu achten ist:	Obwohl Taurin im Allgemeinen als sicher gilt, können bei manchen Menschen Nebenwirkungen wie Kopfschmerzen, Magenbeschwerden oder Schlafstörungen auftreten. Wenn Sie Nebenwirkungen bemerken, sollten Sie die Einnahme von Taurin einstellen oder die Dosierung reduzieren.
Studien:	(710) (711)

Angaben ohne Gewähr. Anwendung auf eigene Gefahr!

Wirkung positiv getestet bei:

In vitro (Reagenzglas)	In vivo (Tiere)	In vivo (Mensch)
✔		✔

Die wahren Ursachen der „erblich bedingten" Glatzenbildung, die nur Insider kennen

Behandlung ▸ Insider-Therapien
Methionin ▾

Methionin ist eine schwefelhaltige essentielle Aminosäure, die in vielen Lebensmitteln wie Fleisch, Fisch, Eiern und Nüssen vorkommt. Es ist für den Körper wichtig, da es an verschiedenen Stoffwechselprozessen beteiligt ist und als Vorläufer für andere wichtige Moleküle wie Cystein, Taurin und Glutathion dient. Methionin ist für die Synthese von Proteinen im Körper unerlässlich. Es ist besonders wichtig für die Synthese von Keratin, das in Haut, Haaren und Nägeln vorkommt. Methionin ist auch wichtig für die Methylierung von Molekülen, die für die Regulierung der Genexpression und für den Stoffwechsel von Hormonen und Neurotransmittern im Gehirn benötigt werden. Methionin ist ein Vorläufer für Glutathion, das eines der wichtigsten Antioxidantien im Körper ist. Es schützt die Zellen vor oxidativem Stress und vor Schäden durch freie Radikale.

In einer Studie *(712)* untersuchten Forscher die Rolle von Methionin bei der Entwicklung von Federn und Federfollikeln während der Embryonalzeit von Küken. Dazu wurden 280 befruchtete Eier in vier Gruppen unterteilt und mit unterschiedlichen Dosen von L-Methionin oder DL-Methionin injiziert. Die Ergebnisse zeigten, dass die Injektion von L- oder DL-Methionin das Federwachstum bei den Küken verbesserte, indem es die Aktivierung der Wnt/β-Catenin-Signalgebung unterstützte. Dies führte zu einer Erhöhung des absoluten und relativen Ganzkörper-Federgewichts und einer Verbesserung der Federfollikelentwicklung. Es wurde auch festgestellt, dass es keinen Unterschied im Federwachstum zwischen L-Methionin und DL-Methionin gab. Da die Aktivierung der Wnt/ß-Catenin Signalgebung auch bei androgener Alopezie wichtig ist, hat Methionin Potenzial, hier zu helfen. In einer weiteren Studie *(713)* wurde untersucht, wie Methionin auf das Wachstum von

Haarfollikeln bei Rex-Kaninchen wirkt. Dazu wurden 200 Kaninchen in vier Gruppen eingeteilt und mit verschiedenen Mengen von Methionin ergänzter Diäten gefüttert. Die Haarfollikeldichte auf der Rückenhaut und das Proteinexpressionsniveau des Wnt/β-Catenin-Signalwegs wurden gemessen. Die Haarfollikel wurden auch in vitro (im Reagenzglas) mit Methionin kultiviert, um das Haarschaftwachstum zu messen. Es wurde herausgefunden, dass Methionin das Wachstum von Haarschäften in vitro verlängern und die Haarfollikeldichte auf der Rückenhaut in vivo erhöhen konnte. Dies geschah über den Wnt/β-Catenin-Signalweg.

Methionin Auf einen Blick ▼

Anwendungs-Empfehlung:	Äußere und innere Anwendung möglich
Wirkung:	Aktiviert den wnt-Signalweg, welches das Haarwachstum fördert.
Dosierungs-Richtwert:	Äußerlich: **2%** Oral: **1 - 2 g** / Tag
€ Kosten:	200 g gibt es ab ca. **15 €**
Bezugsquellen:	In Internetshops
Auf was zu achten ist:	Zu viel Methionin kann zu einem Anstieg des Homocysteinspiegels im Blut führen, was mit einem erhöhten Risiko für Herz-Kreislauf-Erkrankungen und anderen gesundheitlichen Problemen verbunden ist. Es ist daher wichtig, Methionin immer zusammen mit B-Vitaminen einzunehmen. Insbesondere Folsäure, Vitamin B6 und B12.
Studien:	(712) (713)

Angaben ohne Gewähr. Anwendung auf eigene Gefahr!

Wirkung positiv getestet bei:

In vitro (Reagenzglas)	In vivo (Tiere)	In vivo (Mensch)
✓	✓	

Behandlung ▶ Insider-Therapien
Kohlenhydratarme Ernährung (Low Carb) ▼

Kaum ein Arzt würde je auf die Idee kommen, einem Patienten gegen Haarausfall eine kohlenhydratarme Ernährung zu empfehlen. Schließlich ist der Haarausfall ja „erblich" bedingt. Und die Ernährung ist **niemals** die Ursache für Haarausfall. So zumindest die Meinung sehr vieler Ärzte. Durch die vielen Diabetiker mit vollem dichten Haar, fühlen sich die Ärzte in ihrer Meinung bestätigt. Doch sehen wir uns an, was die Menschen in den Internet-Foren über ihren Haarausfall und die Low-Carb-Ernährung berichten:

„Vor ungefähr 4 Jahren begannen mein Mann und ich mit einer kohlenhydratarmen/zuckerarmen Ernährung. Mein Mann hatte eine kleine kahle Stelle und sein Haar füllte sich! Ich trage Kompressionsstrümpfe für die Arbeit und meine Beinbehaarung war zwischen den Rasuren spärlich, hatte aber ein signifikantes Nachwachsen bei einer kohlenhydratarmen / zuckerarmen Ernährung." (Quelle **L1**)

„Eine Low Carb-Ernährung ist das Einzige, was meinen Haarausfall gestoppt hat. Zum Glück sind sie in den letzten Jahren wieder gewachsen und ich bin dabei geblieben, auf diese Weise zu essen. Bevor ich meine Ernährung umstellte, verlor ich über 5 Jahre lang Haare" (Quelle **L2**)

„Alle meine Symptome werden schlimmer, wenn ich mehr Kohlenhydrate zu mir nehme. Deshalb ernähre ich mich seit Jahren kohlenhydratarm. Low Carb war das Einzige, was jemals meinen Haarausfall gestoppt hat." (Quelle **L3**)

„Als ich Haarausfall hatte, ernährte ich mich typisch amerikanisch „gesund". Nachdem ich vor ein paar Jahren auf Paleo* umgestiegen bin, habe ich seitdem keinen Haarausfall mehr." (Quelle **L4**)
* _Anmerkung vom Autor Christian Meyer-Esch:_ Paleo ist eine „Steinzeit-Ernährung", bestehend aus Fisch, Fleisch, Nüssen, Obst und Gemüse. Brot, Getreide, Süßigkeiten sind tabu.

„Ich habe kein PCOS oder Insulinresistenz, aber ich bin ein Typ-1-Diabetiker* und meine Haare (die seit über einem Jahrzehnt spärlich waren) begannen auf Keto wieder zu wachsen." (Quelle **L5**)

* Anmerkung vom Autor Christian Meyer-Esch: *Bei Typ 1 Diabetes produziert die Bauchspeicheldrüse durch ein Autoimmungeschehen kein Insulin mehr. Betroffene müssen sich Insulin spritzen, ansonsten bleibt der Blutzuckerspiegel erhöht.*

Warum eine Low-Carb-Ernährung, also eine Ernährung die arm an Kohlenhydraten ist, gegen Haarausfall wirkt, ist bislang nicht eindeutig geklärt. Allerdings halte ich es für unwahrscheinlich, dass es am Insulin liegt. So wirkt z.B. die Kombination von Capsaicin + Isoflavone gegen Haarausfall (genaue Beschreibung hier im Buch: *Insider-Therapien > Capsaicin + Isoflavone"*. Und Capsaicin *erhöht* den Insulinspiegel und senkt damit den Blutzucker *(Studie 38)*. Schädlich in Bezug auf das Haarwachstum scheint „lediglich" ein zu hoher Blutzuckerspiegel zu sein. In einer Studie *(39)* konnte gezeigt werden, dass hohe Glukosespiegel die Stickstoffmonoxid-Synthase-Proteinexpression erhöhte, aber letztendlich die Stickstoffmonoxid (NO)-Freisetzung verringerte. Eine verringerte Bioverfügbarkeit von NO ist mit einer Überproduktion von Superoxid (einem starken freien Radikal) und einem L-Arginin-Mangel verbunden. Insbesondere, wenn Sie außer Haarausfall noch eines der folgenden weiteren Symptome haben, lohnt es sich, die Low-Carb-Ernährung für mindestens 6 Monate zu testen:

- Schlecht heilende Wunden (insbesondere am Schienbein)
- Braune, narbenähnliche Flecken am Schienbein
- Kahle Stellen am Schienbein
- Häufiger Harndrang und ständiger Durst

Natürlich können Sie auch bei Ihrem Arzt oder in einem Labor Ihre Blutwerte messen lassen. Doch entscheidend für den

Blutzuckerspiegel ist nur der **Hba1c**-Wert. Dieser zeigt an, wie hoch der Blutzucker in den letzten 2-3 Monaten gewesen ist.
Über den **HOMA-Index** kann gemessen werden, ob jemand insulinresistent ist. Doch dieser Wert kann auch im grünen Bereich sein und trotzdem könnten erhöhte Blutzuckerwerte vorliegen, z.B. indem zu wenig Insulin ausgeschüttet wird. Dennoch ist auch dieser Blutwert hoch relevant, da eine Insulinresistenz auch Haarausfall fördert. Ein intaktes Insulin- und IGF-1-Signal in der Haut, ist Grundvoraussetzung dafür, dass die Haare wieder gesund wachsen können!

Low Carb nicht unbedingt erforderlich: Die Low-Carb-Ernährung gibt es sowohl als fleischlastige, als auch vegane Ernährungsform. Jedoch reicht oftmals die Einnahme von Inositol + Apfelessig bereits aus, um den Blutzuckerspiegel zu senken. Beides wird hier im Buch unter „*Insider-Therapien*" beschrieben. Eine Umstellung auf Low-Carb halte ich nur für besonders schwere Fälle von erhöhtem Blutzucker für angebracht.

Mehr Informationen zum Thema Insulin und IGF-1:
- Hier im Buch: „*Ursachenforschung / Pathologie > Insulinresistenz und IGF-1*".
- In meinem Buch „*Insider-Heilverfahren gegen Diabetes- und Insulinresistenz*" erfahren Sie noch weitreichendere Informationen!

Behandlung ▶ Insider-Therapien
Borretschöl + Fischöl ▼

Diese beiden Öle sind so ziemlich das Gesündeste, was Sie Ihrer Gesundheit antun können! Zahlreiche Studien bestätigen eine starke entzündungshemmende Wirkung. Das Besondere am Borretschöl ist sein hoher Gehalt an der **Gamma-Linolensäure.** Das ist eine entzündungshemmende Omega-6-Fettsäure, die außer im Borretschöl (Gehalt 20-25%), nur noch im Nachtkerzenöl (zu 10%), im schwarzen Johanisbeersamenöl (zu 15%) und im Hanföl vorkommt (ca. 5%). Das beste Preis-Leistungsverhältnis hat jedoch das Borretschöl. Fischöl enthält Fettsäuren der Omega 3-Gruppe, die ebenso entzündungshemmend wirken. Während die Gamma-Linolensäure weiter zu Prostaglandinen der Serie 1 verstoffwechselt werden (hauptsächlich Prostaglandin E1), so wird das Fischöl zu Prostaglandinen der Serie 3 verstoffwechselt. Studien zeigen jedoch, dass sich beide Öle optimal ergänzen und einen tollen Synergie-Effekt haben.

Besonders gesund ist die Bildung des Prostaglandin E1:

- Es hemmt DHT *(Studie **698**)*. Zu hohes DHT ist mit Glatzenbildung assoziiert.

- Es macht das Gewebe unempfindlich(er) auf Prolaktin *(Studie **699**)*. Hohe Prolaktin-Spiegel sind ebenso mit der Glatzenbildung assoziiert.

- Prostaglandin E1 fördert die Durchblutung *(Studien **700, 701**)*. Es wird zu diesem Zweck sogar als schulmedizinisches Notfallmedikament gegen Durchblutungsstörungen eingesetzt. Und die Glatzenbildung ist immer auch eine Durchblutungsstörung.

Borretschöl/Nachtkerzenöl gegen Krebs:

Gamma-Linolensäure in Form von Nachtkerzenöl + Vitamin C wurde an sechs Patienten mit Leberkrebs verabreicht. In 3 Fällen (50%) kam es zu einer klinischen Verbesserung und Verringerung der Tumorgröße. Ein Patient zeigte eine bemerkenswerte Verbesserung bei der Verringerung der Leber- und Tumorgröße *(Studie 305)*.

Ausführliche Informationen zum Thema Krebs finden Sie in meinen Büchern *„Insider-Heilverfahren gegen Krebs",*
„Insider-Heilverfahren gegen Krebs für Mittellose" sowie
„Krebs vorbeugen mit Medizin aus der Natur".

Wenn Sie sich für das Thema Fettsäuren und Prostaglandine interessieren: Dazu habe ich ein eigenes Buch geschrieben unter dem Titel
„Das Märchen vom bösen entzündungsfördernden Omega 6"

Ausführliche Einblicke in die Bücher sowie Bestell-Links unter:
www.insider-heilverfahren.com

Leider gibt es (noch) keine wissenschaftlichen Studien, die die Wirkung von Borretschöl + Fischöl auf das Haarwachstum untersucht haben. Jedoch gibt es ein Patent. Darin heißt es. Zitat:

„In einem Test der Wirksamkeit der Erfindung wurden vier Männer mittleren Alters mit schnell fortschreitender Glatzenbildung oral mit entweder 6 g Nachtkerzenöl oder 6 g einer Mischung aus Nachtkerzenöl und konzentriertem Fischöl (20 %) pro Tag behandelt. Das Nachtkerzenöl lieferte etwa 90 mg 18:3n-6 (Gamma-Linolensäure, GLA) pro Gramm und das Fischöl 180 mg 20:5n-3 (Eicosapentaensäure, EPA) und 120 mg Docosahexaensäure (DHA) pro Gramm. **Nach Verzögerungen von 4 bis 8 Wochen berichteten alle vier Personen über eindeutiges Haarwachstum mit Ausdehnung des Haarwachstums auf zuvor kahle Bereiche der Kopfhaut und eine Verstärkung des Wachstums in den Bereichen, in denen Haare vorhanden waren, aber dünner wurden.** *Die äußere Anwendung der ungesättigten Fettsäuren liefert bessere Ergebnisse, indem die Konzentration der Fettsäure auf der Ebene der Haarfollikel erhöht wird.*

In weiteren Tests trug ein Mann zweimal täglich reines Nachtkerzenöl auf die halbe Bartfläche auf. Nach etwa zwei Wochen war der Bartwuchs auf der Gesichtsseite, auf die das Öl aufgetragen wurde, deutlich geringer als auf der anderen Seite. In ähnlicher Weise rasierte eine Frau beide Beine und trug dann zweimal täglich Nachtkerzenöl nur auf ein Bein auf. Nach einem Zeitraum von 6-8 Wochen konnte festgestellt werden, dass die Haarwachstumsrate an dem Bein, auf das das Öl aufgetragen worden war, wesentlich geringer war." Quelle (702)

Borretschöl + Fischöl Auf einen Blick ▼

Anwendungs-Empfehlung:	**Orale / innerliche Anwendung.** Es ist nicht sicher, ob die Öle auch äußerlich in die Haut penetrieren können. Evtl. könnten sie auch die Poren verstopfen und die Penetration anderer Wirkstoffe verhindern.
Wirkung:	- Hemmen DHT - Durchblutungsfördernd - Entzündungshemmend - Hemmen das haarwuchsschädliche Prostaglandin D2 - Machen das Gewebe auf Prolaktin unempfindlicher
Dosierungs-Richtwert:	Von beiden Ölen jeweils 5 ml (1 Teelöffel) täglich
€ Kosten:	1 Liter Borretschöl gibt es ab ca. 50 € (ca. **7,50 €** / Monat) 1 Liter Fischöl ab ca. 10 € (ca. **1,50 €** / Monat)
Bezugsquellen:	Borretschöl, Fischöl und Algenöl: In Internetshops
Studien:	(698) (699) (701) (702)

Angaben ohne Gewähr. Anwendung auf eigene Gefahr!

Wirkung positiv getestet bei:

In vitro (Reagenzglas)	In vivo (Tiere)	In vivo (Mensch)
✔	✔	✔

Behandlung ▶ Insider-Therapien
Sesam ▼

In einer Studie *(76)* an 26 gesunden postmenopausalen Frauen, nahmen diese 5 Wochen lang **täglich 50 g Sesamsamenpulver** zu sich. Nach der Behandlung mit Sesam verringerten sich Plasma-Gesamtcholesterin, LDL-C, das Verhältnis von LDL-C zu HDL-C signifikant. Sexualhormon-bindendes Globulin (**SHBG**) im Serum und **2-Hydroxyöstron** im Urin (das „gute" Östrogen) stiegen signifikant um 15 bzw. 72 % nach der Sesambehandlung an. Im Kapitel *„Ursachenforschung / Pathologie > Hormone"* sehen Sie, dass Glatzenträger deutlich niedrigere Werte an SHBG im Blut haben im Vergleich zu Kontrollpersonen ohne Haarausfall. Sesam hilft, diesen Wert wieder zu erhöhen.

Sesam gegen Krebs: Eine große Bedeutung des Sesams ist der Inhaltsstoff Sesamin. Hierbei handelt es sich um ein Lignan (ein Polyphenol, also ein sekundärer Pflanzenstoff). Mehrere Studien zeigen, dass Sesamin starke Antikrebseigenschaften besitzt. Die Krebs bekämpfenden Wirkungen beruhen auf den Zelltod, entzündungshemmend, anti-metastasierend, eine Wirkung gegen die Bildung neuer Blutgefäße und eine Stimulierung des Immunsystems. Obwohl die genauen Signalwege, die durch Sesamin in Krebszellen ausgelöst werden, nicht vollständig geklärt sind, zeigen die bisherigen Ergebnisse, dass es sich um eine regulatorische Fähigkeit der folgenden Faktoren handelt, die bei Krebs eine große Rolle spielen: NF-κB, STAT3, JNK, ERK1 / 2, p38 MAPK, PI3K / AKT, Caspase-3 und p53. Es handelt sich hier um regulatorische Proteine, die die Regulation der Immunantwort, die Zellproliferation und die Apoptose von Zellen kontrollieren.

Die wahren Ursachen der „erblich bedingten"
Glatzenbildung, die nur Insider kennen

Ausführliche Informationen zum Thema Krebs, finden Sie in meinem Buch *„Insider-Heilverfahren gegen Krebs"*. Auf meiner Webseite (www.Insider-Heilverfahren.com) finden Sie einen ausführlichen Blick ins Buch sowie Direkt-Links zu den Buchhandlungen.

Sesam Auf einen Blick ▼

Anwendungs-Empfehlung:	Oral / innere Anwendung
Wirkung:	Erhöht Sexualhormon-bindendes Globulin **(SHBG) im Serum zu 15%** sowie 2-Hydroxyöstron im Urin (das „gute" Östrogen) um 72 %. Des Weiteren hat es krebshemmende Eigenschaften. Bei Glatzenträgern fand man geringere Mengen SHBG im Blut. Sesam kann dazu beitragen, das SHBG zu erhöhen.
Dosierungs-Richtwert:	In der Studie wurden **50 g Sesam pro Tag** verzehrt
€ Kosten:	ca. 20 € / Monat.
Bezugs-quellen:	Diverse Internetshops
Auf was zu achten ist:	Verwenden Sie nur **schwarzen** Sesam, da dieser nährstoffreicher ist!
Studien:	(76)

Angaben ohne Gewähr. Anwendung auf eigene Gefahr.

Wirkung positiv getestet bei:

In vitro (Reagenzglas)	In vivo (Tiere)	In vivo (Mensch)
		✓

Die wahren Ursachen der „erblich bedingten" Glatzenbildung, die nur Insider kennen

Behandlung ▶ Insider-Therapien
Sulforaphan ▼

Hierbei handelt es sich um einen Pflanzenstoff, der zu den *Senfölglykosiden* gehört und in *Kreuzblütlern* vorkommt. Zu diesen zählen Blumenkohl und andere Kohlsorten, (Kapuziner-)Kresse, Meerrettich, Rucola, Radieschen, Raps, Senf und vor allem der Brokkoli. Allerdings befinden sich in Brokkoli-**Samen** und Brokkoli-**Sprossen 10 – 100 mal mehr Sulforaphan als im ausgewachsenen Brokkoli-Gemüse!**

Dihydrotestosteron (DHT) begünstigt **in zu hohen Dosen** die Rückbildung menschlicher Haarfollikel in der Kopfhaut bei Männern und Frauen, was zu so genanntem „erblich bedingten Haarausfall" führt. Auch die gutartige Vergrößerung der Prostata bei Männern, Akne, Ekzeme und fettige Haut wird durch zu hohe Dihydrotestosteron (DHT)-Spiegel *getriggert* (wenn auch nur selten *ausgelöst*). Der im Kohlgemüse wie z.B. Brokkoli enthaltene Wirkstoff Sulforaphan, erhöht die Expression von Dihydrotestosteron (DHT)-abbauenden Enzymen wie **3α-Hydroxysteroiddehydrogenasen (3α-HSDs)**. In einer Studie an Mäusen *(77)*, wurde sechs Wochen lang Sulforaphan (10 mg/kg) mit dem Futter verabreicht. Untersucht wurde sowohl die Haarregeneration als auch die Plasmaspiegel von Testosteron und Dihydrotestosteron (DHT). Sulforaphan verbesserte die Haarregeneration bei den Mäusen signifikant. Die Plasmaspiegel von Testosteron und Dihydrotestosteron (DHT) sanken. Ebenso erhöht wurden die mRNA- und Proteinspiegel der beiden Formen von 3α-HSD in der Leber der Mäuse. In einer Studie *(78)* wurde Sulforaphan erstmals an Menschen untersucht. Das Ergebnis war, dass die

*Die wahren Ursachen der „erblich bedingten"
Glatzenbildung, die nur Insider kennen*

Dihydrotestosteron (DHT)-Spiegel nicht abnahmen. Allerdings wurden lediglich 0,36 mg Sulforaphan pro kg Körpergewicht täglich verabreicht, was deutlich weniger war als die 10 mg/kg in der Maus-Studie. Für einen 70 kg schweren Erwachsenen würde das bedeuten: Nur 25 mg Sulforaphan/Tag statt 700 mg! Des Weiteren hat Sulforaphan nur eine Halbwertszeit von 2-5 Std. Nach 10 Std. ist es also vollständig abgebaut. Und die Blutwerte wurden 12 Std. nach der letzten Sulforaphan-Dosis gemessen. Also zu einem Zeitpunkt, wo gar kein Sulforaphan mehr im Blut war. Aus welchem Grund sollte es dann noch Dihydrotestosteron (DHT) hemmen? Auch war die Studie mit gerade mal vier Wochen sehr kurz. Daher sollten Sie sich von dieser Studie nicht abschrecken lassen. Sulforaphan hat auch eine starke Wirkung gegen Krebs! Mehr dazu finden Sie in meinem Buch *„Insider-Heilverfahren gegen Krebs"*. Neben Sulforaphan werden dort rund 70 weitere Heilverfahren aus der Natur gegen Krebs vorgestellt.

Sulforaphan **Auf einen Blick** ▼

Anwendungs-Empfehlung:	Oral / innere Anwendung
Wirkung:	Senkt Testosteron und Dihydrotestosteron (DHT) im Blut durch Erhöhung des Dihydrotestosteron (DHT)-abbauenden Enzyms 3α-HSDs. Der Wirkmechanismus beruht also nicht auf die 5a-Reductase-Hemmung wie bei den meisten anderen. Es wird Dihydrotestosteron (DHT) zuerst gebildet und danach wieder entfernt.
Dosierungs-Richtwert:	In Studien wurden **10 mg pro kg Körpergewicht/Tag** an Mäusen verabreicht. Ein 70 kg schwerer Mensch braucht demnach 7.000 mg (enthalten in 14 Teelöffeln Brokkoli-Samen). 5 g Brokkoli-Samen enthalten ca. 50 mg Sulforaphan. Da Sulforaphan nur eine **Halbwertszeit von 2-5 Std.** hat, sollte es mindestens 2x täglich eingenommen werden. Idealerweise morgens und abends. Im besten Fall auch zusätzlich Mittags/Nachmittags. Z.B. 3x am Tag jeweils 5 Teelöffel.
€ Kosten:	Wenn Sie für 24 € ein ganzes Kilo Brokkoli-Samen kaufen, belaufen sich die **monatlichen Kosten auf ca. 30-50 €**. Es gibt jedoch auch Brokkoli-Samen zermahlen als Kapseln, doch diese sind teurer.
Bezugs-quellen:	Diverse Internetshops
Auf was zu achten ist:	Wie bei allen 5-Alpha-Reduktase-Hemmern, kann auch Sulforaphan den PSA-Wert nach 9 Monaten um 50 % senken. Es besteht daher das Risiko, dass die Früherkennung von Prostatakrebs übersehen wird. Allerdings ist dies unwahrscheinlich, da Sulforaphan selbst gegen Krebs wirkt.
Studien:	(77) (78)

Angaben ohne Gewähr. Anwendung auf eigene Gefahr!

Wirkung positiv getestet bei:

In vitro (Reagenzglas)	In vivo (Tiere)	In vivo (Mensch)
✔	✔	

Die wahren Ursachen der „erblich bedingten"
Glatzenbildung, die nur Insider kennen

Behandlung ▸ Insider-Therapien
Polygonum multiflorum (He shou wu) ▾

ist eine Pflanzenart der Familie der Buchweizengewächse und einer der populärsten Naturheilmittel aus der traditionellen chinesischen Medizin (TCM). Das Kraut wird auch *„He shou wu"*, *„Fo-ti"* oder *„Vielblütiger Knöterich"* genannt. In amerikanischen Haarausfall-Foren berichten einige User von **neuem Haarwachstum**, nachdem sie einige Monate dieses Heilkraut eingenommen hatten. **Zusätzlich wirkt He-shou-wu auch gegen Haar-Ergrauung**, wie sowohl Erfahrungen als auch Studien, z.B. *(79)* berichten. Diese Studie untersuchte die Unterschiede im Genotyp zwischen ergrauendem Haarfollikel und schwarzem Haarfollikel bei jungen Menschen und fand heraus, dass das Phänomen des frühen Ergrauens der Haare mit der Herunterregulierung des MC1R/MITF/Tyrosinase-Signalwegs zusammenhängen könnte. Es konnte gezeigt werden, dass He-shou-wu die Melaninsynthese durch Aktivierung des MC1R/MITF/Tyrosinase-Signalwegs signifikant induzierte. Auch wenn groß angelegte Studien an Menschen bis heute (2022) fehlen, deuten die bisherigen Studien und Erfahrungsberichte darauf hin, dass das Heilkraut aus Fernost die Haare verdunkeln und der Ergrauung somit entgegenwirken kann. Gleichwohl sind graue Haare kein Mangel an He-shou-wu und es sollte immer zusätzlich die Grundursache der Haar-Ergruung ermittelt und behoben werden. Studien zeigen, dass Polygonum multiflorum-Extrakt die Größe und Anzahl der Haarfollikel durch Hochregulierung der β-Catenin- und Sonic-Hedgehog-Expression, sowohl bei topischer als auch bei oraler Anwendung erhöhte. In mehreren Studien mit Prostatakrebszellen wurde auch über **antiandrogene Wirkungen von durch Hemmung der 5-α-Reduktase, berichtet.** Bemerkenswerterweise berichten User aus amerikanischen Haarausfall-Foren, dass nicht nur ihr Kopfhaar wieder nachwuchs und repigmentiert wurde, sondern auch der **Bartwuchs deutlich verstärkt wurde**. Das lässt darauf schließen, dass der Dihydrotestosteron (DHT)-hemmende Effekt entweder gering ausfällt (da Dihydrotestosteron/DHT den Bartwuchs erhöht), oder aber, der haarwuchsfördernde Effekt so stark ist, dass der Bartwuchs selbst dann noch verstärkt wird, wenn der Dihydrotestosteron (DHT)-Spiegel fällt. Die Behandlung mit Polygonum multiflorum-Extrakt erhöht die Proliferation und mitochondriale Aktivität in kultivierten menschlichen Dermal-Papilla-Zellen*, erhöht die Expression von BCl2, einem anti-apoptotischen Protein und verringerte die Expression von BAD, einem pro-apoptotischen Protein in kultivierten Dermal-Papilla-Zelen. Des Weiteren verringerte der Extrakt die Expression des Katagen-induzierenden Proteins Dickkopf-1 (Dkk-1), während die Haar-Wachstumsfaktoren wie PDGF-aa und VEGF erhöht wurden.

* Dermal-Pailla-Zellen sind die Zellen in der Wurzel der Haarfollikel. Sie sind sozusagen das Kraftwerk eines Haarfollikels und sorgen für dessen Blutversorgung. Je dichter die Dermal-Papilla-Zellen in einem Haarfollikel vorhanden sind, desto stärker das Haarwachstum. Neben vielen Erfolgsberichten, liest man jedoch auch viele Berichte, wo He-shou-wu gar nicht gewirkt hat. Wie lässt sich das erklären? Es könnte sein, dass die Dosis zu gering angesetzt war, die Probanden auf eine Fälschung im Internet gestoßen sind, anstatt echtes He-shou-wu einnahmen oder der Haarausfall bzw. Haar-Ergrauung war so gravierend, dass He-shou-wu nicht dagegen ankam. **Natürlich ist die Ursache von Haarausfall oder Haar-Ergrauung niemals ein Mangel an He-shou-wu**, da dieses Heilkraut aus Fernost kein essentieller Nährstoff ist. Als Ursache für Haar-Ergrauung kommt vieles in Frage: Z.B. ein Mangel an Vitamin B5, B12, Kupfer, der Aminosäure Tyrosin, Stress oder ein Immunsystem, welches aus dem Gleichgewicht geraten ist.

Insgesamt lässt sich sagen, dass *Polygonum multiflorum* die Dermal-Papilla-Zellen erhöht sowie zahlreiche Faktoren, die das

Haarwachstum bremsen, nach unten korrigiert, während Faktoren, die das Haarwachstum fördern, nach oben korrigiert werden. Somit wird unabhängig von Androgenen im ganzen Körper der Haarwuchs verstärkt.

Polygonum multiflorum Auf einen Blick

Anwendungs-Empfehlung:	Oral / innere Anwendung
Wirkung:	Hemmt Dihydrotestosteron (DHT) als 5-alpha-Reductase-Hemmer und erhöht Proteine im Blut, die das Haarwachstum fördern, während haarwuchshemmende Proteine herunterreguliert werden. Des Weiteren erhöht es laut einer In-Vitro-Studie die Melaninsynthese und kann das Haar bei einigen Menschen verdunkeln und grauen Haaren entgegenwirken.
Dosierungs-Richtwert:	1 bis 2 g / Tag
€ Kosten:	ca. 5 € / Monat bei 1 g / Tag bzw. 10 € / Monat bei 2 g / Tag
Bezugs-quellen:	Diverse Internetshops
Auf was zu achten ist:	Zu hohe Dosen könnten schädlich auf die Leber wirken. Daher empfehle ich, den Extrakt von Polygonum multiflorum mit Mariendistel zu kombinieren, da Mariendistel der Leberschädigung entgegen wirkt.
Studien:	(79) (80)

Angaben ohne Gewähr. Anwendung auf eigene Gefahr!

Wirkung positiv getestet bei:

In vitro (Reagenzglas)	In vivo (Tiere)	In vivo (Mensch)
✔	✔	✔

Behandlung ▸ Insider-Therapien
Astaxanthin ▾

Astaxanthin ist ein Carotinoid, welches stark antioxidativ wirkt. Er ist ein natürlicher Pflanzenfarbstoff und kommt besonders häufig in Algen vor. Wenn Meerestiere diese zu sich nehmen, werden sie rosa, wie beispielsweise bei Lachsen, Forellen, Shrimps, Krill, Hummer oder Krabben. Während Wildlachse am meisten Astaxanthin beinhalten. **Natürliches Astaxanthin wird aus der Mikroalge Haematococcus pluvialis gewonnen.** In einer In-Vitro-Studie wurde festgestellt, dass Astaxanthin die *5-alpha-Reduktase-Aktivität (Das Enzym, welches Dihydrotestosteron/DHT hemmt)* bei 300 Mikrogramm/ml zu 98 % hemmt. Die Kombination aus Astaxanthin und Sägepalmextrakt zeigte eine 20 % stärkere Hemmung der 5-alpha-Reduktase als Sägepalmextrakt allein. Eine Behandlung von Prostatakarzinomzellen mit Astaxanthin führte zu einer 24%igen Abnahme des Wachstums bei 0,1 mcg/ml. Sägepalme zeigte eine Abnahme von 34 % bei 0,1 mcg/ml. Eine weitere Studie *(82)* wurde an Ratten durchgeführt. Nach der Behandlung nahmen im Vergleich zu den Kontrollratten die Prostatagröße- und Gewichte in der mit Astaxanthin behandelten Ratten ab, während es eine deutliche Abnahme bei den mit 80 mg/kg behandelten Ratten gab. Die Superoxid-Dismutase (SOD)-Aktivität *(ein starkes körpereigenes antioxidatives Enzym)* der Prostata stieg bei allen mit Astaxanthin behandelten Ratten an. Die Testosteron- und Dihydrotestosteron (DHT)-Spiegel der Prostata in der Behandlungsgruppe waren niedriger als die in der Kontrollgruppe.

Astaxanthin — Auf einen Blick

Anwendungs-Empfehlung:	Oral / innere Anwendung
Wirkung:	Senkt Dihydrotestosteron (DHT) und Testosteron-Konzentrationen im Reagenzglas und in der Prostata bei Ratten (möglicherweise ähnliche Wirkung bei Menschen). Darüber hinaus ist es eines der stärksten Antioxidantien und wirkt gegen zahlreiche weitere Krankheiten.
Dosierungs-Richtwert:	4 – 12 mg / Tag
€ Kosten:	ca. 13 € / Monat
Bezugsquellen:	Diverse Internetshops und Apotheken
Auf was zu achten ist:	Achten Sie darauf, dass das Astaxanthin natürlichen Ursprungs ist und aus der Mikroalge **Haematococcus pluvialis** gewonnen wurde! Wie bei allen 5-Alpha-Reduktase-Hemmern, kann auch Astaxanthin den PSA-Wert nach 9 Monaten um 50 % senken. Es besteht daher das Risiko, dass die Früherkennung von Prostatakrebs übersehen wird.
Studien:	(81) (82)

Angaben ohne Gewähr. Anwendung auf eigene Gefahr!

Wirkung positiv getestet bei:

In vitro (Reagenzglas)	In vivo (Tiere)	In vivo (Mensch)
✔	✔	

Behandlung ▸ Insider-Therapien
Lycopin (ein Carotinoid aus Tomaten) ▼

Der Verzehr von Tomatenprodukten, die das Carotinoid Lycopin enthalten, wird mit einem verringerten Risiko für Prostatakrebs in Verbindung gebracht. Das primäre Tomatencarotinoid Lycopin, kann die Androgenaktivierung in der Prostata modulieren. In einer Studie *(703)* wurden 8 Wochen alte männliche Ratten mit einer täglichen Supplementierung mit Lycopin versorgt (ca. 0,7 mg/Tag) oder eine mit 10 % Tomatenpulver ergänzte Diät für 4 Tage gefüttert. Die Ratten, denen entweder Lycopin oder Tomatenpulver verabreicht wurde, hatten etwa **40–50 % niedrigere Testosteronkonzentrationen im Serum** als die kontrollernährte Gruppe.

Zu Tomaten gibt es auch einen Erfahrungsbericht aus dem Reddit-Forum:
„ Ich habe meiner Ernährung wegen meiner Prostata Tomatenmark hinzugefügt (Problem mit dem nächtlichen Pinkeln), da mein Arzt sagte, dass es helfen könnte. Nun, ich bin seit 7 Wochen dabei und mein Haarausfall hat sich ernsthaft verlangsamt. Früher habe ich 50 plus pro Dusche gesehen. Jetzt sehe ich vielleicht fünf. Außerdem wache ich nachts nicht mehr auf, um zu pinkeln. Es muss sich also auf mein DHT ausgewirkt haben" (Quelle *704*).

	Lycopin **Auf einen Blick ▼**
Anwendungs-Empfehlung:	Oral / innere Anwendung
Wirkung:	Senkt Dihydrotestosteron (DHT) und Testosteron-Konzentrationen bei Ratten (möglicherweise ähnliche Wirkung bei Menschen).
Dosierungs-Richtwert:	Jeden Tag ein Tomatenprodukt
€ Kosten:	ca. **15 €** / Monat
Bezugs-quellen:	Supermärkte
Auf was zu achten ist:	Wie bei allen 5-Alpha-Reduktase-Hemmern, kann auch Astaxanthin den PSA-Wert nach 9 Monaten um 50 % senken. Es besteht daher das Risiko, dass die Früherkennung von Prostatakrebs übersehen wird.
Studien:	(703) (704)

Angaben ohne Gewähr. Anwendung auf eigene Gefahr!

Wirkung positiv getestet bei:

In vitro (Reagenzglas)	In vivo (Tiere)	In vivo (Mensch)
	✔	✔ *

* laut einem Erfahrungsbericht

Behandlung ▸ Insider-Therapien
Vitamin B2 (Riboflavin) ▼

Männer und Frauen mit **zu** hohen Dihydrotestosteron (DHT)-Spiegeln oder solche mit normalen DHT-Spiegeln, aber gesundheitlichen Problemen wie Haarausfall, vergrößerter Prostata, Akne oder Ekzeme sollten auf ihre Vitamin B2-Zufuhr achten. Obwohl bislang kaum erforscht, zeigen die bisherigen Studien, dass dieses Vitamin die Aktivität der *5-alpha-Reductase* hemmt und damit den Dihydrotestosteron (DHT)-Spiegel senkt. In einer Studie *(706)* wurde der Dihydrotestosteron (DHT)-hemmende Pflanzenstoff Emodin *(der z.B. in Fo-Ti/He-shou-wu, Rhabarber oder Sanddorn vorkommt)* mit Vitamin B2 verglichen. Obwohl Emodin bereits als starkes DHT-hemmendes Mittel gilt, welches fast an die Wirkung von Finasterid herankommt *(Studie 707)*, wirkte das Vitamin B2 **noch stärker als Emodin** und es ist davon auszugehen, dass die Wirkung an die des Medikaments mit dem Wirkstoff Finasterid herankommt bzw. diese evtl. noch übertrifft.

Riboflavin (Vitamin B2) in pflanzlichen Nahrungsmitteln:

Hefeextrakt Brotaufstrich	17,5 mg
Getrocknete Spirulina Algen	3,7 mg
Weizenkleie	1,4 mg
Getrocknete Shiitake-Pilze	1,3 mg
Paprika	1,2 mg
Mandeln	1,2 mg
Haferkleie	0,9 mg
Weizenkeime	0,8 mg
Sonnengetrocknete Tomaten	0,5 mg
Sesambutter	0,5 mg
Sonnenblumenkerne	0,4 mg
Bockshornkleesamen	0,4 mg
Orangensaft	0,4 mg
Traubensaft	0,4 mg
Espresso	0,2 mg

Alle Angaben je 100 g, *(Quelle: US DEPARTMENT OF AGRICULTURE)*

Vitamin B2 (Riboflavin) Auf einen Blick ▼

Anwendungs-Empfehlung:	Orale und äußerliche Anwendung möglich
Wirkung:	Senkt Dihydrotestosteron (DHT) (getestet bislang nur in vitro)
Dosierungs-Richtwert:	Die normale Tagesdosis liegt bei **1,4 mg**
€ Kosten:	Ca. 3 € / Monat
Bezugsquellen:	Diverse Internetshops, Apotheken und Reformhäuser.
Auf was zu achten ist:	Bei hohen Dihydrotestosteron (MHz)-Werten können Sie die Dosis versuchen auf 40 mg/Tag hochfahren. Allerdings gibt es zu wenig wissenschaftliche Forschung. **Es ist möglich, dass eine B2-Überdosierung zu Pickeln führen kann.** Achten Sie auf eine ausreichend hohe Dosierung der Kapseln, um nicht 30 Tabletten am Tag schlucken zu müssen! Wie bei allen 5-Alpha-Reduktase-Hemmern, kann auch Vitamin B2 den PSA-Wert nach 9 Monaten um 50 % senken. Es besteht daher das Risiko, dass die Früherkennung von Prostatakrebs übersehen wird.
Studien:	(706) (707)

Angaben ohne Gewähr. Anwendung auf eigene Gefahr!

Wirkung positiv getestet bei:

In vitro (Reagenzglas)	In vivo (Tiere)	In vivo (Mensch)
✔		

Behandlung ▶ Insider-Therapien
Rosmarin (Salvia rosmarinus) ▼

In einer Studie an Mäusen *(708)* verbesserte die äußerliche Verabreichung von *Rosmarinus officinalis-Blattextrakt* das Haarwachstum, bei denen das Haarwachstum durch eine Testosteron-Behandlung unterbrochen wurde. Um den Mechanismus der antiandrogenen Aktivität von Rosmarin zu untersuchen, konzentrierten sich die Forscher auf die Hemmung der *Testosteron-5α-Reduktase*, das Enzym, welches Testosteron in Dihydrotestosteron (DHT) umwandelt. Rosmarin zeigte eine Hemmaktivität von 82,4 % bzw. 94,6 % bei 200 bzw. 500 µg/ml. Als aktiver Bestandteil der 5α-Reduktase-Hemmung wurde 12-Methoxycarnosinsäure identifiziert. Diese Ergebnisse legen nahe, dass Rosmarin die Bindung von Dihydrotestosteron an Androgenrezeptoren hemmt.

Rosmarin ist ein duftendes Kraut, welches im Mittelmeerraum beheimatet ist. Es ist bekannt als kulinarisches Gewürz und gehört zusammen mit vielen anderen Kräutern wie Basilikum, Oregano, Thymian und Lavendel zur Familie der Lippenblütler (Lamiaceae). Das Heilkraut wird seit der Antike für seine medizinischen Eigenschaften verwendet. Die traditionellen Anwendungen basieren auf die Behandlung von Muskelschmerzen, die Verbesserung des Gedächtnis, als krampflösendes Mittel bei Nierenkoliken, zur Behandlung von Verdauungsstörungen, die Verbesserung der Durchblutung und zur Förderung des Haarwachstums. Rosmarin entspannt auch die glatte Muskulatur der Luftröhre und des Darms. Die wichtigsten Inhaltsstoffe von Rosmarin sind Kaffeesäure und ihre Derivate wie Rosmarinsäure. Es erhöht auch die Produktion von Prostaglandin E2 und reduziert die Produktion von Leukotrien B4. Ausführliche Informationen über Fettsäuren und Prostaglandine, finden Sie in meinem Buch *„Das Märchen vom bösen, entzündungsfördernden Omega 6"*.

Rosmarin Auf einen Blick ▼

Anwendungs-Empfehlung:	Orale und äußerliche Anwendung möglich
Wirkung:	Senkt Dihydrotestosteron (DHT) und hemmt die Bindung von Dihydrotestosteron an Androgenrezeptoren.
Dosierungs-Richtwert:	5 g / Tag (am besten als gemahlenes Pulver). Tabletten oder Extrakt sind leider kaum erhältlich. Sie können auch den **Rosmarin-Tee** trinken, welcher ebenso aus den Blättern besteht.
€ Kosten:	ca. 5 € / Monat
Bezugsquellen:	Diverse Internetshops
Auf was zu achten ist:	Sollte nicht während der Schwangerschaft eingenommen werden, da es vorzeitig die Wehen auslösen kann. Überschreiten Sie den Dosierungs-Richtwert nicht: In sehr seltenen Fällen kann es bei Überdosierung zu Erbrechen, Krämpfe oder Lungenödem kommen. Wie bei allen 5-Alpha-Reduktase-Hemmern, kann auch Astaxanthin den PSA-Wert nach 9 Monaten um 50 % senken. Es besteht daher das Risiko, dass die Früherkennung von Prostatakrebs übersehen wird.
Studien:	(708)

Angaben ohne Gewähr. Anwendung auf eigene Gefahr!

Wirkung positiv getestet bei:

In vitro (Reagenzglas)	In vivo (Tiere)	In vivo (Mensch)
✓	✓	

Behandlung ▸ Insider-Therapien
Chinesische Yamswurzel (Dioscore) ▼

Ein bekanntes Heilkraut aus Fernost ist die Yams-Wurzel (Dioscorea), auch Yam genannt. Eine Pflanzengattung die der Familie der Yamswurzelgewächse (Dioscoreaceae) angehört. Die Yamswurzel enthält ein natürliches Progesteron (Diosgenin), welches den Eisprung verhindern kann und zur Empfängnisverhütung eingesetzt werden kann. Auch die Anti-Baby-Pille wurde ursprünglich aus der Yamswurzel hergestellt. Jedoch ist die Yamswurzel nicht ganz so sicher wie die Anti-Baby-Pille in Bezug auf Verhütung. Zusätzlich tritt der Effekt erst nach 8 bis 9 Wochen ein. **Frauen, die Schwanger werden möchten, wird daher geraten, auf die Yamswurzel zu verzichten!**

Eine Studie *(709)* untersuchte den Einfluss von täglich 390 g Yamswurzel als Teil einer Mahlzeit bei 24 postmenopausalen gesunden Frauen. Nach der Einnahme von Yamswurzel gab es einen signifikanten Anstieg der Serumkonzentrationen von Östron (26 %), **Sexualhormon-bindendem Globulin (SHBG) (9,5 %)** und einen nahezu signifikanten Anstieg von Östradiol (27 %). Es wurden keine signifikanten Veränderungen in den Serumkonzentrationen von Dehydroepiandrosteronsulfat, Androstendion, Testosteron, Follikel stimulierendem Hormon (FSH) und luteinisierendem Hormon (LH) beobachtet. Der Index des freien Androgens, der aus dem Verhältnis der Serumkonzentrationen von Gesamttestosteron zu SHBG abgeschätzt wurde, nahm ab.

Chinesische Yamswurzel — Auf einen Blick ▼

Anwendungs-Empfehlung:	Oral / innere Anwendung
Wirkung:	Erhöht Östron (+26%)* Erhöht SHBG (+9,5%)* Erhöht Östradiol (+27%)* (*diese Werte wurden durch 390 g Yamswurzel/Tag erreicht) Eine Erhöhung des Östrogens kommt auch Männern zu Gute und erhöht das subkutane Fett in der Kopfhaut, welches wichtig für das Haarwachstum ist.
Dosierungs-Richtwert:	**1.000 mg / Tag**
€ Kosten:	Ab **ca. 6 € / Monat** (wenn 1.000 mg verzehrt werden)
Bezugsquellen:	Diverse Internetshops und Apotheken. Frische ganze Yamswurzeln in Asia-Shops.
Auf was zu achten ist:	Außer der chinesischen Yamswurzel kann nur noch die Dioscorea japonica ("Japanische Berg-Yams" / "Yamaimo") roh gegessen werden. Andere Yams-Wurzeln wirken toxisch, wenn sie roh verzehrt werden. **Frauen, die Schwanger werden möchten, wird geraten, auf die Yamswurzel zu verzichten!**
Studien:	(709)

Angaben ohne Gewähr. Anwendung auf eigene Gefahr!

Wirkung positiv getestet bei:

In vitro (Reagenzglas)	In vivo (Tiere)	In vivo (Mensch)
	✔	✔

Schlusswort

Schlusswort
Relevante Blutwerte ▼

DHT	Aldosteron
SHBG	Ferritin
Leptin	Transferrin
Hba1c	Eisen
IGF-1	Freie Radikale
TGF-beta	PON1

Schlusswort
Wie wende ich das Wissen aus diesem Buch in die Praxis um? ▼

In diesem Buch haben Sie nun alle derzeit bekannten Auslöser für Haarausfall- und Glatzenbildung kennengelernt und gleichzeitig habe ich Ihnen zahlreiche Lösungsvorschläge angeboten. Jetzt liegt es an Ihnen, diese Empfehlungen auch in der Praxis umzusetzen. Sie können sich aus diesem Katalog an Maßnahmen die Therapien aussuchen, die Ihnen am besten gefallen, die am ehesten für sie finanziell und mit wenig Aufwand möglich sind.

Ich verkaufe Ihnen wissenschaftlich unabhängige Informationen. Keine fertigen Haar-Tinkturen. Sie können sich mit dem Wissen aus diesem Buch aus den Rohstoffen selbst eine Haar-Tinktur herstellen und sich die Wirkstoffe selbst aussuchen.

Was Sie benötigen:

- Eine 100 ml **Medizinal-Flasche** mit breitem Hals (bekommen Sie in Apotheken für 1-2 Euro)
- Eine **Plastikfolie** (die für Lebensmittel verwendet wird) oder
- eine **Duschhaube** (bekommen Sie in Drogerien für 1-2 Euro)
- Eine **Feinwaage** zum abwiegen der Wirkstoffe (erhalten Sie für wenig Geld in Haushaltswaren-Shops)

Zwar können Sie in jedes beliebige Gefäß eine Tinktur aufbewahren. Doch die 100 ml- **Medizinflasche** eignet sich am besten, da Sie so die genauen Prozent-Angaben einhalten können, ohne umrechnen zu müssen. Zusätzlich haben Sie Braunglas, was vor Oxidation schützt und es gibt einen Verschluss.

Falls Sie einen mm-Schnitt haben oder schon komplett kahl sind, empfehle ich die **Plastikfolie**. Diese können Sie einfach zugeschnitten auf ihre Kopfhaut legen, damit die Haar-Tinktur feucht bleibt und nichts verdunstet. Das ist sehr wichtig, denn was trocken ist, kann nicht mehr wirken! Sie können über der Folie ein Cap oder Mütze tragen. Dann sieht niemand die Folie.

Falls Sie lange Haare haben, empfehle ich die **Dusch-Haube**. Diese sorgt ebenso dafür, dass Ihre Kopfhaut feucht bleibt und die Wirkstoffe nicht verdunsten können. Sie sollten darüber jedoch noch eine **Wollmütze** tragen, da die Duschhaube alleine nicht ausreichend vor Verdunstung schützt.

Eine **Feinwaage** benötigen Sie, um die Wirkstoffe abzuwiegen. Wenn Sie z.B. eine Haar-Tinktur herstellen möchten mit 2% L-Carnitin, benötigen Sie genau 2 Gramm pro 100 ml.

Beispiele für Haar-Tinkturen:

Tinktur 1:	**Tinktur 2:**	**Tinktur 3:**
80% Knoblauchsaft*	50% Knoblauchsaft	80% Minoxidil 5%
20% Dest. Wasser	50% Zwiebelsaft	10% Dest. Wasser
darin gelöst:	darin gelöst:	darin gelöst:
2% L-Carnitin	2% L-Carnitin	10% (10 ml) Minzöl
2% L-Arginin	2% L-Arginin	2% L-Carnitin
2% Zink-Gluconat	2% Zink-Gluconat	2% L-Arginin
2% Magnesiumsulfat	2% Magnesiumsulfat	2% Zink-Gluconat
2% Methionin	2% Methionin	0,5% Tocotrienol
2% Taurin	2% Taurin	0,003% Melatonin
0,5% Tocotrienol	0,5% Tocotrienol	
0,003% Melatonin	0,003% Melatonin	

* Da Knoblauchsaft sehr dickflüssig ist, empfehle ich, diesen mit etwas destilliertem Wasser zu mischen, damit er für die weiteren Wirkstoffe mehr Aufnahmekapazität hat. Verwenden Sie auf keinen Fall Wasser aus der Leitung, da dieses oft kalkhaltig ist. Destilliertes Wasser erhalten Sie in Drogerien in der Bügel-Abteilung. Es ist reines H2O, ohne gelöste Stoffe.

Schlusswort
Meine Empfehlungen zur Vorbeugung ▼

1. **Thymianöl (Typ Thymol):** Halten Sie in jedem Fall die Kopfhaut steril und keimfrei! Am Besten mit 0,5 bis 5% (je nach Verträglichkeit) Thymianöl vom Typ Thymol. Erfahrungsberichte haben gezeigt, dass es dadurch zu einem schnellen Stopp des Haarausfalls kommt. Thymianöl beseitigt nicht nur so ziemlich alle Mikroorganismen, es wirkt auch anti-fibrotisch und fördert die Bräunung von Fett. Und braunes Fett ist reich an Kapillargefäßen. Ausführliche Informationen über Thymianöl finden Sie hier im Buch unter dem Kapitel *„Behandlung > Insider-Therapien> Ätherische Öle"*.

2. **Tocotrienol:** Verwenden Sie hoch dosierte Antioxidantien wie NAC, Tocotrienol, Melatonin, Apfelessig u.s.w. welche vor Entzündungen und Fibrose und damit auch vor Haarverlust schützen. Das Wichtigste ist das Tocotrienol, da dies auch speziell gegen Haarausfall getestet wurde. Dies ist eine spezielle Form von Vitamin E, welche hier im Buch auch genau beschrieben wird: *„Behandlung > Insider-Therapien> Tocotrienol"*.

3. **Durchblutung fördern:** Sorgen Sie für starke Durchblutung. Z.B. durch Arginin, Citrullin, Apfelessig, rote Bete und/oder auch regelmäßige Kopfmassagen.

4. **Eisen:** Überprüfen Sie Ihren Eisen-Status und ergänzen Sie Eisen erst dann, wenn es wirklich zu niedrig sein sollte. Ein *Übermaß an Eisen kann zu freien Radikalen, Falten und auch Krebs* führen, da Krebszellen sehr eisenhaltig sind! Ein Mangel an Eisen ist allerdings auch schädlich, da es für den

Sauerstofftransport im Körper verantwortlich ist und ein Mangel an Sauerstoff führt zu Haarausfall. Nehmen Sie keine Eisen-Präparate, da diese oft zu „radikal" sind und auch selten die notwendigen Begleitstoffe mitliefern, die für die optimale Eisenaufnahme notwendig wären. Wenn Sie jedoch Eisen als Tabletten zu sich nehmen wollen, kombinieren Sie es mit Vitamin C und Kupfer, da diese die Aufnahme von Eisen deutlich verbessern! Noch besser ist allerdings die Einnahme von Zuckerrohrmelasse: Diese enthält Eisen + alle weiteren wichtigen Stoffe, die für die Eisenaufnahme notwendig sind. Nähere Informationen über Eisen-Mangel finden Sie hier im Buch im *Kapitel „Behandlung > Insider-Therapien > Eisen"*

5. Sollten diese Maßnahmen nicht ausreichen und Sie weiterhin Haarausfall beklagen, sollten Sie einen Schritt weiter gehen und auch die anderen Behandlungen gegen Haarausfall in Erwägung ziehen, die hier im Buch vorgestellt werden.

Schlusswort
Meine Empfehlungen für hartnäckige Fälle ▼

Für ganz fortgeschrittene Glatzen empfehle ich, möglichst **alle** Therapien, die hier im Buch beschrieben werden, anzuwenden. Das Wichtigste ist die **Durchblutung** voranzutreiben: Neue Blutgefäße zu bilden sowie die Bisherigen zu erweitern. Denn je stärker die Durchblutung, desto mehr Haare. Dazu ist es auch wichtig, die Bräunung von subkutanem Fett in der Kopfhaut zu stimulieren. Das geht mit Minzöl, Capsaicin, Zwiebelsaft oder Knoblauchsaft. Verwenden Sie jedoch Minzöl immer alleine, da es mit Capsaicin, Knoblauch- und Zwiebelsaft zu Wechselwirkungen kommen kann.

Haarausfall ist eine Durchblutungsstörung. Eine „erblich bedingte" Überempfindlichkeit gegenüber dem Testosteron-Abbauprodukt Dihydrotestosteron (DHT) wurde bislang nie nachgewiesen! Das DHT sorgt jedoch für zu viel Bindegewebe, es macht die Haut dick und fördert auch die Verkalkung. Deswegen haben Männer eine deutlich dickere Haut als Frauen, welche vor Cellulite schützt, aber gleichzeitig anfällig für Haarausfall macht. Je mehr Bindegewebe, desto schlechter die Durchblutung. Denn das viele Kollagen schnürt die Gefäße ab. Bei Männern mit Glatze liegt eindeutig *zu viel* Bindegewebe vor, welche als „Fibrose" bezeichnet wird. Eine Hemmung von DHT bewirkt demnach weniger Bindegewebe und eine bessere Durchblutung. **Die wichtigste Therapie ist der Dermaroller- bzw. Dermastamp:** Keine andere Therapie hat so viel Neuwuchs gebracht wie diese – noch dazu in kurzer Zeit. Und das völlig kostenlos (bis auf 10-20 Euro zur einmaligen Anschaffung). Nicht selten hatten Männer nach nur drei Monaten ihre Haare zurück. Selbst dann, wenn jahrelang zuvor DHT-Hemmer + Minoxidil keine Wirkung hatten! Noch besser wirkt es natürlich in Kombination mit den zahlreichen weiteren, hier im Buch beschriebenen Maßnahmen.

Die wahren Ursachen der „erblich bedingten"
Glatzenbildung, die nur Insider kennen

Obligatorisches
Studien- und Quellverzeichnis ▼

(1) Die Wirksamkeit und Sicherheit von Dutasterid im Vergleich zu Finasterid bei der Behandlung von Männern mit androgenetischer Alopezie: eine systematische Überprüfung und Metaanalyse
https://www.ncbi.nlm.nih.gov/pmc/articles/PMC6388756/

(2) Wirksamkeit und Verträglichkeit von Finasterid 1 mg bei Männern im Alter von 41 bis 60 Jahren mit männlichem Haarausfall
https://pubmed.ncbi.nlm.nih.gov/12695131/

(3) Die Expression des insulinähnlichen Wachstumsfaktors 1 in follikulären dermalen Papillen korreliert mit der therapeutischen Wirksamkeit von Finasterid bei androgenetischer Alopezie
https://pubmed.ncbi.nlm.nih.gov/12894070/

(4) Perifollikuläre Fibrose: pathogenetische Rolle bei androgenetischer Alopezie
https://pubmed.ncbi.nlm.nih.gov/16755026/

(5) Wirksamkeit und Sicherheit der topischen Finasterid-Sprühlösung für männliche androgenetische Alopezie: eine randomisierte, kontrollierte klinische Phase-III-Studie
https://www.ncbi.nlm.nih.gov/pmc/articles/PMC9297965/

(6) Niedrig dosiertes tägliches Aspirin reduziert die topische Wirksamkeit von Minoxidil bei Patienten mit androgenetischer Alopezie
https://pubmed.ncbi.nlm.nih.gov/30226287/

(6a) http://www.symptome.ch/vbboard/entgiftung-allgemein/1804-rizinusoel-90.html
(6b) http://www.symptome.ch/vbboard/entgiftung-allgemein/1804-rizinusoel-125.html
(6c) http://www.symptome.ch/vbboard/entgiftung-allgemein/1804-rizinusoel-593.html
(6d) http://www.symptome.ch/vbboard/entgiftung-allgemein/1804-rizinusoel-594.html

(7) Microneedling verbessert die Minoxidil-Reaktion bei Patienten mit androgenetischer Alopezie durch Hochregulierung der follikulären Sulfotransferase-Enzyme
https://pubmed.ncbi.nlm.nih.gov/32492993/
(8) Orale Behandlung mit Minoxidil bei Haarausfall: Eine Überprüfung der Wirksamkeit und Sicherheit
https://pubmed.ncbi.nlm.nih.gov/32622136/

(9) Minoxidil und seine Verwendung bei Haarerkrankungen: eine Übersicht
https://www.ncbi.nlm.nih.gov/pmc/articles/PMC6691938/

(10) Topisches Ketoconazol zur Behandlung von androgenetischer Alopezie: Eine systematische Überprüfung
https://pubmed.ncbi.nlm.nih.gov/31858672/

(11) Low-Level-Lasertherapie zur Behandlung der androgenetischen Alopezie
https://pubmed.ncbi.nlm.nih.gov/27114071/

(18) Ein Vergleich des hormonellen Profils der frühen androgenetischen Alopezie bei Männern mit dem phänotypischen Äquivalent des polyzystischen Ovarialsyndroms bei Frauen:
https://jamanetwork.com/journals/jamadermatology/fullarticle/2527381

(19) Die Androgen-induzierte Progression der Arterienverkalkung in Apolipoprotein E-Null-Mäusen ist von Plaquewachstum und Lipidspiegeln entkoppelt
https://pubmed.ncbi.nlm.nih.gov/19176322/

(20) Zuckerrohrmelasse – ein potenzielles Nahrungsergänzungsmittel bei der Behandlung von Eisenmangelanämie
https://pubmed.ncbi.nlm.nih.gov/28125303/

(23) Essentielle Fettsäuren und Akne
https://www.ncbi.nlm.nih.gov/pubmed/2936775

(24) Wirkung der Nahrungsergänzung mit Omega-3-Fettsäure und Gamma-Linolensäure auf Akne Vulgaris: eine randomisierte, doppelblinde, kontrollierte Studie
https://www.ncbi.nlm.nih.gov/pubmed/24553997

(32) Androgenetische Alopezie und Koronararterienerkrankung bei Frauen
https://www.ncbi.nlm.nih.gov/pubmed/16409898

(33) Frühes Auftreten von androgenetischer Alopezie im Zusammenhang mit einer frühen schweren koronaren Herzkrankheit
https://www.ncbi.nlm.nih.gov/pubmed/11455846

(34) Männliche Kahlheit; Assoziation mit Koronararterienerkrankungen?
https://www.ncbi.nlm.nih.gov/pmc/articles/PMC4409601/
(35) Männliche Musterkahlheit und ihre Assoziation mit koronarer Herzkrankheit: eine Metaanalyse
https://www.ncbi.nlm.nih.gov/pmc/articles/PMC3641488/

(36) Androgenetische Alopezie und Risiko einer Erkrankung der Herzkranzgefäße
https://www.ncbi.nlm.nih.gov/pmc/articles/PMC3853891/

(37) Assoziation zwischen androgenetischer Alopezie und Koronararterienerkrankung bei jungen männlichen Patienten
https://www.ncbi.nlm.nih.gov/pmc/articles/PMC4124697/

(38) Capsaicin Reduces Blood Glucose by Increasing Insulin Levels and Glycogen Content Better than Capsiate in Streptozotocin-Induced Diabetic Rats
https://pubmed.ncbi.nlm.nih.gov/28230360/

(39) Effect of high glucose on nitric oxide production and endothelial nitric oxide synthase protein expression in human glomerular endothelial cells
https://pubmed.ncbi.nlm.nih.gov/14610325/

(40) Advantage of soybean isoflavone as antiandrogen on acne vulgaris
https://www.tandfonline.com/doi/full/10.1080/19381980.2015.1063751

(41) Transcutaneous PO2 of the scalp in male pattern baldness: a new piece to the puzzle
https://pubmed.ncbi.nlm.nih.gov/8628793/

(42) Subkutaner Blutfluss bei früher männlicher Glatzenbildung
https://pubmed.ncbi.nlm.nih.gov/2715645/

(55) Inositol in Lebensmitteln
https://www.researchgate.net/publication/15783165_Myo-inositol_content_of_common_foods_development_of_a_high-myo-inositol_diet

(56) Mögliche Anwendungen der topischen Sauerstofftherapie in der Dermatologie
https://www.ncbi.nlm.nih.gov/pmc/articles/PMC6246052/

(57) Effects of ozonized autohaemotherapy on human hair cycle
https://pubmed.ncbi.nlm.nih.gov/8869367/

(58) Stickstoffmonoxid hemmt die Androgenrezeptor-vermittelte Kollagenproduktion in menschlichen gingivalen Fibroblasten
https://pubmed.ncbi.nlm.nih.gov/22533969/

(59) "Aorten von Endothel-NO-Synthase-defizienten Mäusen zeigten eine erhöhte basale TGF-beta1- und Kollagen-Typ-I-Expression":
https://pubmed.ncbi.nlm.nih.gov/16239590/

(60) NO vermittelt antifibrotische Wirkungen einer L-Arginin-Supplementierung nach Induktion einer Anti-Thy1-Glomerulonephritis:
https://pubmed.ncbi.nlm.nih.gov/12846746/

(61) Die Stickoxidproduktion reguliert die Wnt/ß-Catenin-Signalgebung hoch, indem sie Dickkopf-1 hemmt:
https://pubmed.ncbi.nlm.nih.gov/24008318/

(62) Stickoxid induziert die Synthese von vaskulärem Endothel-Wachstumsfaktor durch vaskuläre glatte Muskelzellen der Ratte:
https://pubmed.ncbi.nlm.nih.gov/10712388/

(63) Phosphatidsäure hat das Potenzial, das Haarwachstum in vitro und in vivo zu fördern , und aktiviert mitogenaktivierte Proteinkinase/extrazelluläre signalregulierte Kinasekinase in Haarepithelzellen
https://www.sciencedirect.com/science/article/pii/S0022202X15303936

(64) Stimulation of hair growth by phospholipids
https://patents.google.com/patent/WO1992012703A1/en

(65) Natürlich vorkommendes Peptid für das Haarwachstum: Wasserlösliche Peptide aus Hühnereigelb stimulieren das Haarwachstum durch Induktion der Produktion von vaskulären endothelialen Wachstumsfaktoren
https://pubmed.ncbi.nlm.nih.gov/29583066/

(66) Auftreten von Leptin in Wundflüssigkeit als Reaktion auf eine Verletzung
https://pubmed.ncbi.nlm.nih.gov/12406166/

(67) Leptin ist ein autokriner/parakriner Regulator der Wundheilung
https://pubmed.ncbi.nlm.nih.gov/12923067/

(68) Prostaglandin D2 hemmt das Haarwachstum und ist auf der kahlen Kopfhaut von Männern mit androgenetischer Alopezie erhöht
https://pubmed.ncbi.nlm.nih.gov/22440736/

(69) Östrogene Wirkung der Einnahme von Yamswurzel bei gesunden postmenopausalen Frauen
https://pubmed.ncbi.nlm.nih.gov/16093400/

(72) Effects of inositol on glucose homeostasis: Systematic review and meta-analysis of randomized controlled trials
https://pubmed.ncbi.nlm.nih.gov/29980312/

(73) Eine randomisierte, doppelblinde, placebokontrollierte Studie zur Bestimmung der Wirksamkeit von pflanzlichen Inhibitoren der 5-Alpha-Reduktase bei der Behandlung von androgenetischer Alopezie
https://pubmed.ncbi.nlm.nih.gov/12006122/

(74) Serenoa repens-Extrakte fördern die Haarregeneration und Reparatur von Haarausfall-Mausmodellen, indem sie TGF-ß und den mitochondrialen Signalweg aktivieren
https://pubmed.ncbi.nlm.nih.gov/29949176/

(75) Auswirkungen einer Langzeitbehandlung mit Serenoa repens (Permixon) auf die Konzentrationen und regionale Verteilung von Androgenen und epidermalem Wachstumsfaktor bei benigner Prostatahyperplasie
https://pubmed.ncbi.nlm.nih.gov/9759701/

(76) Sesame ingestion affects sex hormones, antioxidant status, and blood lipids in postmenopausal women
https://pubmed.ncbi.nlm.nih.gov/16614415/

(77) Sulforaphan fördert das Haarwachstum bei Mäusen, indem es den Abbau von Dihydrotestosteron beschleunigt
https://pubmed.ncbi.nlm.nih.gov/26923074/

(78) Daily intake of alfalfa sprouts, but not broccoli sprouts, influence plasma levels of androgen in middle-aged males
https://www.oatext.com/daily-intake-of-alfalfa-sprouts-but-not-broccoli-sprouts-influence-plasma-levels-of-androgen-in-middle-aged-males.php#Article

(79) Polygonum multiflorum root extract as a potential candidate for treatment of early graying hair
https://www.ncbi.nlm.nih.gov/pmc/articles/PMC5288971/

(80) Polygonum multiflorum extract support hair growth by elongating anagen phase and abrogating the effect of androgen in cultured human dermal papilla cells
https://pubmed.ncbi.nlm.nih.gov/32398000/

(81) Eine vorläufige Untersuchung der enzymatischen Hemmung der 5alpha-Reduktion und des Wachstums der Prostatakarzinom-Zelllinie LNCap-FGC durch natürliches Astaxanthin und Sägepalmen-Lipidextrakt in vitro
https://pubmed.ncbi.nlm.nih.gov/16093232/

(82) Hemmende Wirkung von Astaxanthin auf Testosteron-induzierte benigne Prostatahyperplasie bei Ratten
https://pubmed.ncbi.nlm.nih.gov/34940651/

(83) Metabolic and hormonal effects of a combined Myo-inositol and d-chiro-inositol therapy on patients with polycystic ovary syndrome (PCOS)
https://pubmed.ncbi.nlm.nih.gov/30756365/

(84) Auswirkungen der Tocotrienol-Supplementierung auf das Haarwachstum bei menschlichen Freiwilligen
https://www.ncbi.nlm.nih.gov/pmc/articles/PMC3819075/

(85) Eicosapentaensäure hemmt die Bildung von Prostaglandin D2 durch Hemmung der Cyclooxygenase-2 in kultivierten menschlichen Mastzellen
https://pubmed.ncbi.nlm.nih.gov/10457118/

(86) Hemmung der Steroid-5-Alpha-Reduktase durch spezifische aliphatische ungesättigte Fettsäuren.
https://www.ncbi.nlm.nih.gov/pmc/articles/PMC1132824/

(87) Hemmung der Typ-1- und Typ-2-5alpha-Reduktase-Aktivität durch freie Fettsäuren, Wirkstoffe von Permixon
https://pubmed.ncbi.nlm.nih.gov/12477490/

(88) Treatment of male androgenetic alopecia with topical products containing Serenoa repens extract
https://onlinelibrary.wiley.com/doi/10.1111/ajd.12352

(89) Capsaicin hemmt Fibrose:
https://www.ncbi.nlm.nih.gov/pubmed/27991776

(90) Capsaicin verursachte einen Anstieg von IL-10 um 35%, was eine Schlüsselrolle bei der Unterdrückung der Fibrose spielte.
Capsaicin reduziert Fibrose:
https://www.ncbi.nlm.nih.gov/pubmed/29664171

(91) Übermäßige Superoxidspiegel während oxidativen Stresses führen zu einer Verringerung der NO-Bioverfügbarkeit durch Bildung von Peroxynitrit und führen zu einer endothelialen Dysfunktion:
https://www.ncbi.nlm.nih.gov/pubmed/18002134
(92) Capsaicin hemmt Superoxide:
https://www.ncbi.nlm.nih.gov/pubmed/11034409
https://www.ncbi.nlm.nih.gov/pubmed/7981240

(93) "Nur wenige Studien haben die klinische Pharmakokinetik von oral verabreichtem Capsaicin bewertet. Nach akuter Einnahme von 5 g eines Capsaicin-reichen Paprika-Extrakts wurde nach 45 min ein maximaler Capsaicin-Serumspiegel von 8,2 nM beobachtet; eine Stunde später war Capsaicin vermutlich aufgrund des schnellen Leberstoffwechsels nicht mehr nachweisbar."
https://www.ncbi.nlm.nih.gov/pmc/articles/PMC4477151/

Capsaicin erhöht NO:
(94) https://www.ncbi.nlm.nih.gov/pmc/articles/PMC4477151/
(95) https://www.ncbi.nlm.nih.gov/pubmed/7716343
(96) https://www.ncbi.nlm.nih.gov/pubmed/8922985
(97) https://www.ncbi.nlm.nih.gov/pubmed/12382081

(98) Capsaicin erhöht die Natrium-Ausscheidung:
https://www.ncbi.nlm.nih.gov/pubmed/24890824

(99) Die TRPV1-Aktivierung wirkt ernährungsbedingter Fettleibigkeit durch Sirtuin-1-Aktivierung und PRDM-16-Deacetylierung im braunen Fettgewebe entgegen
https://pubmed.ncbi.nlm.nih.gov/28104916/

(100) Die Verabreichung von Capsaicin und Isoflavon fördert das Haarwachstum durch Steigerung der Insulin-ähnlichen Wachstumsfaktor-I-Produktion bei Mäusen und Menschen mit Alopezie
https://www.sciencedirect.com/science/article/abs/pii/S1096637407000639

(101) Prostaglandin D2 hemmt die Wund-induzierte Haarfollikel-Neogenese durch den Rezeptor Gpr44
https://pubmed.ncbi.nlm.nih.gov/23190891/

(102) Die Rolle von Entzündung und Immunität in der Pathogenese der androgenetischen Alopezie
https://pubmed.ncbi.nlm.nih.gov/22134564/

(103) In-silico-Vorhersage von Prostaglandin-D2-Synthase-Inhibitoren aus pflanzlichen Bestandteilen zur Behandlung von Haarausfall
https://pubmed.ncbi.nlm.nih.gov/26456343/

(104) Vitamin-E-Tocotrienole verbessern die Insulinsensitivität durch Aktivierung von Peroxisom-Proliferator-aktivierten Rezeptoren
https://pubmed.ncbi.nlm.nih.gov/19866471/

(105) Kartal D, Borlu M, Çinar SL, Ferahbas A, Ulas Y, Ünlühizarci K, Uksal Ü, Kelestimur F. The association of androgenetic alopecia and insulin resistance is independent of hyperandrogenemia: A case-control study. Australas J Dermatol. 2016 Aug;57(3):e88-92. doi: 10.1111/ajd.12285. Epub 2015 Mar 17. PMID: 25781062.

(106) The role of local and systemic leptin in androgenetic alopecia
https://www.jidonline.org/article/S0022-202X(17)30469-4/fulltext

(107) Watabe R, Yamaguchi T, Kabashima-Kubo R, Yoshioka M, Nishio D, Nakamura M. Leptin controls hair follicle cycling. Exp Dermatol. 2014 Apr;23(4):228-9. doi: 10.1111/exd.12335. PMID: 24494978.

(305) Some effects of the essential fatty acids linoleic acid and alpha-linolenic acid and of their metabolites gamma-linolenic acid, arachidonic acid, eicosapentaenoic acid, docosahexaenoic acid, and of prostaglandins A1 and E1 on the proliferation of human osteogenic sarcoma cells in culture.
https://www.ncbi.nlm.nih.gov/pubmed/6089235

(306) Su X, Zhang G, Cheng Y, Wang B. Leptin in skin disease modulation. Clin Chim Acta. 2021 May;516:8-14. doi: 10.1016/j.cca.2021.01.013. Epub 2021 Jan 21. PMID: 33485901.

(307) Ferrari F, Facchinetti F, Ontiveros AE, Roberts RP, Saade MM, Blackwell SC, Sibai BM, Refuerzo JS, Longo M. The effect of combined inositol supplementation on maternal metabolic profile in pregnancies complicated by metabolic syndrome and obesity. Am J Obstet Gynecol. 2016 Oct;215(4):503.e1-8. doi: 10.1016/j.ajog.2016.05.038. Epub 2016 May 30. PMID: 27255472.

(308) Beh BK, Mohamad NE, Yeap SK, Ky H, Boo SY, Chua JYH, Tan SW, Ho WY, Sharifuddin SA, Long K, Alitheen NB. Anti-obesity and anti-inflammatory effects of synthetic acetic acid vinegar and Nipa vinegar on high-fat-diet-induced obese mice. Sci Rep. 2017 Jul 27;7(1):6664. doi: 10.1038/s41598-017-06235-7. PMID: 28751642; PMCID: PMC5532206.

(309) Pang KL, Chin KY. The Role of Tocotrienol in Protecting Against Metabolic Diseases. Molecules. 2019 Mar 6;24(5):923. doi: 10.3390/molecules24050923. PMID: 30845769; PMCID: PMC6429133.

(310) Khare P, Jagtap S, Jain Y, Baboota RK, Mangal P, Boparai RK, Bhutani KK, Sharma SS, Premkumar LS, Kondepudi KK, Chopra K, Bishnoi M. Cinnamaldehyde supplementation prevents fasting-induced hyperphagia, lipid accumulation, and inflammation in high-fat diet-fed mice. Biofactors. 2016 Mar-Apr;42(2):201-11. doi: 10.1002/biof.1265. Epub 2016 Feb 19. PMID: 26893251.

(311) Jenks MZ, Fairfield HE, Johnson EC, Morrison RF, Muday GK. Sex Steroid Hormones Regulate Leptin Transcript Accumulation and Protein Secretion in 3T3-L1 Cells. Sci Rep. 2017 Aug 15;7(1):8232. doi: 10.1038/s41598-017-07473-5. PMID: 28811502; PMCID: PMC5558017.

(312) Dopytalska K, Baranowska-Bik A, Roszkiewicz M, Bik W, Walecka I. The role of leptin in selected skin diseases. Lipids Health Dis. 2020 Oct 2;19(1):215. doi: 10.1186/s12944-020-01391-8. PMID: 33008429; PMCID: PMC7532589.

(313) Murad A, Nath AK, Cha ST, Demir E, Flores-Riveros J, Sierra-Honigmann MR. Leptin is an autocrine/paracrine regulator of wound healing. FASEB J. 2003 Oct;17(13):1895-7. doi: 10.1096/fj.03-0068fje. Epub 2003 Aug 15. PMID: 12923067.

(314) Marikovsky M, Rosenblum CI, Faltin Z, Friedman-Einat M. Appearance of leptin in wound fluid as a response to injury. Wound Repair Regen. 2002 Sep-Oct;10(5):302-7. doi: 10.1046/j.1524-475x.2002.10505.x. PMID: 12406166.

(315) Tellez-Segura R. Involvement of Mechanical Stress in Androgenetic Alopecia. Int J Trichology. 2015 Jul-Sep;7(3):95-9. doi: 10.4103/0974-7753.167468. PMID: 26622151; PMCID: PMC4639964.

(316) Singh S, Neema S, Vasudevan B. A Pilot Study to Evaluate Effectiveness of Botulinum Toxin in Treatment of Androgenetic Alopecia in Males. J Cutan Aesthet Surg. 2017 Jul-Sep;10(3):163-167. doi: 10.4103/JCAS.JCAS_77_17. PMID: 29403190; PMCID: PMC5782443.

(317) Toshitani S, Nakayama J, Yahata T, Yasuda M, Urabe H. A new apparatus for hair regrowth in male-pattern baldness. J Dermatol. 1990 Apr;17(4):240-6. doi: 10.1111/j.1346-8138.1990.tb01632.x. PMID: 2365903.

(318) English RS Jr, Barazesh JM. Self-Assessments of Standardized Scalp Massages for Androgenic Alopecia: Survey Results. Dermatol Ther (Heidelb). 2019 Mar;9(1):167-178. doi: 10.1007/s13555-019-0281-6. Epub 2019 Jan 22. PMID: 30671883; PMCID: PMC6380978.

(319) Koyama T, Kobayashi K, Hama T, Murakami K, Ogawa R. Standardized Scalp Massage Results in Increased Hair Thickness by Inducing Stretching Forces to Dermal Papilla Cells in the Subcutaneous Tissue. Eplasty. 2016 Jan 25;16:e8. PMID: 26904154; PMCID: PMC4740347.

(320) Choy, H.. "Detumescence Therapy of Human Scalp for Natural Hair Regrowth." Journal of clinical & experimental dermatology research 3 (2014): 1-5.

(321) Göbel H, Heinze A, Heinze-Kuhn K, Göbel A, Göbel C. Oleum menthae piperitae (Pfefferminzöl) in der Akuttherapie des Kopfschmerzes vom Spannungstyp [Peppermint oil in the acute treatment of tension-type headache]. Schmerz. 2016 Jun;30(3):295-310. German. doi: 10.1007/s00482-016-0109-6. PMID: 27106030.

(322) Oh JY, Park MA, Kim YC. Peppermint Oil Promotes Hair Growth without Toxic Signs. Toxicol Res. 2014 Dec;30(4):297-304. doi: 10.5487/TR.2014.30.4.297. PMID: 25584150; PMCID: PMC4289931.

(323) Tantawy M, Khabir AA, Mahsoub N, Zohdy M. Serum Paroxonase 1 level may be an Indicator and Predictor of the Severity of Androgenetic Alopecia. Int J Trichology. 2021 Nov-Dec;13(6):26-31. doi: 10.4103/ijt.ijt_128_20. Epub 2021 Nov 22. PMID: 34934297; PMCID: PMC8647709.

(324) Sueki H, Stoudemayer T, Kligman AM, Murphy GF. Quantitative and

ultrastructural analysis of inflammatory infiltrates in male pattern alopecia. Acta Derm Venereol. 1999 Sep;79(5):347-50. doi: 10.1080/000155599750010238. PMID: 10494708.

(325) Jaworsky C, Kligman AM, Murphy GF. Characterization of inflammatory infiltrates in male pattern alopecia: implications for pathogenesis. Br J Dermatol. 1992 Sep;127(3):239-46. doi: 10.1111/j.1365-2133.1992.tb00121.x. PMID: 1390168.

(326) Kyo E, Uda N, Kakimoto M, Yokoyama K, Ushijima M, Sumioka I, Kasuga S, Itakura Y. Anti-allergic effects of aged garlic extract. Phytomedicine. 1997 Dec;4(4):335-40. doi: 10.1016/S0944-7113(97)80043-8. PMID: 23195584.

(327) Weng Z, Zhang B, Asadi S, Sismanopoulos N, Butcher A, Fu X, Katsarou-Katsari A, Antoniou C, Theoharides TC. Quercetin is more effective than cromolyn in blocking human mast cell cytokine release and inhibits contact dermatitis and photosensitivity in humans. PLoS One. 2012;7(3):e33805. doi: 10.1371/journal.pone.0033805. Epub 2012 Mar 28. PMID: 22470478; PMCID: PMC3314669.

(328) Roschek B Jr, Fink RC, McMichael M, Alberte RS. Nettle extract (Urtica dioica) affects key receptors and enzymes associated with allergic rhinitis. Phytother Res. 2009 Jul;23(7):920-6. doi: 10.1002/ptr.2763. PMID: 19140159.

(329) Kanter M, Coskun O, Uysal H. The antioxidative and antihistaminic effect of Nigella sativa and its major constituent, thymoquinone on ethanol-induced gastric mucosal damage. Arch Toxicol. 2006 Apr;80(4):217-24. doi: 10.1007/s00204-005-0037-1. PMID: 16240107.

(330) Kim HM, Cho SH. Lavender oil inhibits immediate-type allergic reaction in mice and rats. J Pharm Pharmacol. 1999 Feb;51(2):221-6. doi: 10.1211/0022357991772178. PMID: 10217323.

(331) Kobayashi Y, Sato H, Yorita M, Nakayama H, Miyazato H, Sugimoto K, Jippo T. Inhibitory effects of geranium essential oil and its major component, citronellol, on degranulation and cytokine production by mast cells. Biosci Biotechnol Biochem. 2016 Jun;80(6):1172-8. doi: 10.1080/09168451.2016.1148573. Epub 2016 Mar 1. PMID: 26927807.

(332) Mitoshi M, Kuriyama I, Nakayama H, Miyazato H, Sugimoto K, Kobayashi Y, Jippo T, Kuramochi K, Yoshida H, Mizushina Y, Mizushina Y, et al: Suppression of allergic and inflammatory responses by essential oils derived from herbal plants and citrus fruits. Int J Mol Med 33: 1643-1651, 2014

(333) Avouac J, Pezet S, Gonzalez V, Baudoin L, Cauvet A, Ruiz B, Boleto G, Brandely ML, Elmerich M, Allanore Y. Estrogens Counteract the Profibrotic Effects of TGF-ß and their Inhibition Exacerbates Experimental Dermal Fibrosis. J Invest Dermatol. 2020 Mar;140(3):593-601.e7. doi: 10.1016/j.jid.2019.07.719. Epub 2019 Aug 31. PMID: 31476316.

(334) Shin H, Yoo HG, Inui S, Itami S, Kim IG, Cho AR, Lee DH, Park WS, Kwon O, Cho KH, Won CH. Induction of transforming growth factor-beta 1 by androgen is mediated by reactive oxygen species in hair follicle dermal papilla cells. BMB Rep. 2013 Sep;46(9):460-4. doi: 10.5483/bmbrep.2013.46.9.228. PMID: 24064061; PMCID: PMC4133876.

(335) Association of fibrosis in the bulge portion with hair follicle miniaturization in androgenetic alopecia
https://www.jaad.org/article/S0190-9622(21)00238-3/fulltext

(336) Won CH, Kwon OS, Kim YK, Kang YJ, Kim BJ, Choi CW, Eun HC, Cho KH. Dermal fibrosis in male pattern hair loss: a suggestive implication of mast cells. Arch Dermatol Res. 2008 Mar;300(3):147-52. doi: 10.1007/s00403-007-0826-x. Epub 2008 Feb 20. PMID: 18286292.

(337) D'Argenio G, Mazzone G, Ribecco MT, Lembo V, Vitaglione P, Guarino M, Morisco F, Napolitano M, Fogliano V, Caporaso N. Garlic extract attenuating rat liver fibrosis by inhibiting TGF-ß1. Clin Nutr. 2013 Apr;32(2):252-8. doi: 10.1016/j.clnu.2012.07.001. Epub 2012 Jul 25. PMID: 22835810.

(338) Wang H, Jiang W, Hu Y, Wan Z, Bai H, Yang Q, Zheng Q. Quercetin improves atrial fibrillation through inhibiting TGF-ß/Smads pathway via promoting MiR-135b expression. Phytomedicine. 2021 Dec;93:153774. doi: 10.1016/j.phymed.2021.153774. Epub 2021 Sep 26. PMID: 34656066.

(339) Raza Asim MB, Shahzad M, Yang X, Sun Q, Zhang F, Han Y, Lu S. Suppressive effects of black seed oil on ovalbumin induced acute lung remodeling in E3 rats. Swiss Med Wkly. 2010 Dec 7;140:w13128. doi: 10.4414/smw.2010.13128. PMID: 21136334.

(340) Zambrano S, Blanca AJ, Ruiz-Armenta MV, Miguel-Carrasco JL, Arévalo M, Mate A, Vázquez CM. L-carnitine attenuates the development of kidney fibrosis in hypertensive rats by upregulating PPAR-?. Am J Hypertens. 2014 Mar;27(3):460-70. doi: 10.1093/ajh/hpt268. Epub 2014 Jan 11. PMID: 24413708.

(341) Mohseni R, Karimi J, Tavilani H, Khodadadi I, Hashemnia M. Carvacrol ameliorates the progression of liver fibrosis through targeting of Hippo and TGF-ß signaling pathways in carbon tetrachloride (CCl4)-induced liver fibrosis in rats. Immunopharmacol Immunotoxicol. 2019 Feb;41(1):163-171. doi: 10.1080/08923973.2019.1566926. Epub 2019 Feb 1. PMID: 30706740.

(342) Mitamura Y, Murai M, Mitoma C, Furue M. NRF2 Activation Inhibits Both TGF-ß1- and IL-13-Mediated Periostin Expression in Fibroblasts: Benefit of Cinnamaldehyde for Antifibrotic Treatment. Oxid Med Cell Longev. 2018 Aug 7;2018:2475047. doi: 10.1155/2018/2475047. PMID: 30186543; PMCID: PMC6112270.

(343) Ahn S, Kim E, Lee K, Lee DC. Cinnamaldehyde derivatives inhibit degranulation and inflammatory mediator production in rat basophilic leukemia cells. Int Immunopharmacol. 2016 Sep;38:342-8. doi: 10.1016/j.intimp.2016.06.018. Epub 2016 Jun 23. PMID: 27344640.

(344) "Vitamin D Deficiency and Hair Loss: A Case Report and Review of the Literature for Diagnosis and Treatment"
https://www.ishrs-htforum.org/content/htfi/32/4/113.full.pdf

(345) Reinhardt TA, Horst RL. Ketoconazole inhibits self-induced metabolism of 1,25-dihydroxyvitamin D3 and amplifies 1,25-dihydroxyvitamin D3 receptor up-regulation in rat osteosarcoma cells. Arch Biochem Biophys. 1989 Aug 1;272(2):459-65. doi: 10.1016/0003-9861(89)90240-3. PMID: 2546501.

(346) "Trichogenic effect of topical ketoconazole versus minoxidil 2% in female pattern hair loss: a clinical and trichoscopic evaluation"
https://biomeddermatol.biomedcentral.com/articles/10.1186/s41702-019-0046-y

(347) Fields JR, Vonu PM, Monir RL, Schoch JJ. Topical ketoconazole for the treatment of androgenetic alopecia: A systematic review. Dermatol Ther. 2020 Jan;33(1):e13202. doi: 10.1111/dth.13202. Epub 2020 Jan 2. PMID: 31858672.

(348) "Study of serum vitamin D levels in men with premature androgenetic alopecia"
https://onlinelibrary.wiley.com/doi/abs/10.1111/ijd.14982

(349) Usategui A, Criado G, Del Rey MJ, Faré R, Pablos JL. Topical vitamin D analogue calcipotriol reduces skin fibrosis in experimental scleroderma. Arch Dermatol Res. 2014 Oct;306(8):757-61. doi: 10.1007/s00403-014-1466-6. Epub 2014 May 1. PMID: 24788893.

(350) Saini V, Zhao H, Petit ET, Gori F, Demay MB. Absence of vitamin D receptor (VDR)-mediated PPAR? suppression causes alopecia in VDR-null mice. FASEB J. 2017 Mar;31(3):1059-1066. doi: 10.1096/fj.201600863R. Epub 2016 Dec 8. PMID: 27932380; PMCID: PMC5295732.

(351) Fawzi MM, Mahmoud SB, Ahmed SF, Shaker OG. Assessment of vitamin D receptors in alopecia areata and androgenetic alopecia. J Cosmet Dermatol. 2016 Dec;15(4):318-323. doi: 10.1111/jocd.12224. Epub 2016 May 6. PMID: 27151518.

(352) L. Michel, P. Reygagne, P. Benech, F. Jean-Louis, S. Scalvino, S. Ly Ka So, Z. Hamidou, S. Bianovici, J. Pouch, B. Ducos, M. Bonnet, A. Bensussan, A. Patatian, E. Lati, J. Wdzieczak-Bakala, J-C. Choulot, E. Loing, M. Hocquaux, Study of gene expression alteration in male androgenetic alopecia: evidence of predominant molecular signalling pathways, British Journal of Dermatology, Volume 177, Issue 5, 1 November 2017, Pages 1322–1336, https://doi.org/10.1111/bjd.15577

(353) https://www.sciencedaily.com/releases/2018/02/180226122548.htm

(354) Uwitonze AM, Razzaque MS. Role of Magnesium in Vitamin D Activation and Function. J Am Osteopath Assoc. 2018 Mar 1;118(3):181-189. doi: 10.7556/jaoa.2018.037. PMID: 29480918.

(355) Inoue J, Choi JM, Yoshidomi T, Yashiro T, Sato R. Quercetin enhances VDR activity, leading to stimulation of its target gene expression in Caco-2 cells. J Nutr Sci Vitaminol (Tokyo). 2010;56(5):326-30. doi: 10.3177/jnsv.56.326. PMID: 21228504.

(356) BALDNESS AND CALCIFICATION OF THE "IVORY DOME" https://jamanetwork.com/journals/jama/article-abstract/256511

(357) Fawzi MM, Mahmoud SB, Shaker OG, Saleh MA. Assessment of tissue levels of dickkopf-1 in androgenetic alopecia and alopecia areata. J Cosmet Dermatol. 2016 Mar;15(1):10-5. doi: 10.1111/jocd.12171. Epub 2015 Jul 28. PMID: 26222765.

(358) Kwack MH, Kim MK, Kim JC, Sung YK. Dickkopf 1 promotes regression of hair follicles. J Invest Dermatol. 2012 Jun;132(6):1554-60. doi: 10.1038/jid.2012.24. Epub 2012 Feb 23. PMID: 22358062.

(359) Li X, Liu XL, Li X, Zhao YC, Wang QQ, Zhong HY, Liu DD, Yuan C, Zheng TF, Zhang M. Dickkopf1 (Dkk1) Alleviates Vascular Calcification by Regulating the Degradation of Phospholipase D1 (PLD1). J Cardiovasc Transl Res. 2022 Dec;15(6):1327-1339. doi: 10.1007/s12265-022-10251-y. Epub 2022 Apr 14. PMID: 35426038.

(360) Koshihara Y, Kawamura M. Prostaglandin D2 stimulates calcification of human osteoblastic cells. Biochem Biophys Res Commun. 1989 Mar 31;159(3):1206-12. doi: 10.1016/0006-291x(89)92238-9. PMID: 2930558.

(361) McRobb L, Handelsman DJ, Heather AK. Androgen-induced progression of arterial calcification in apolipoprotein E-null mice is uncoupled from plaque growth and lipid levels. Endocrinology. 2009 Feb;150(2):841-8. doi: 10.1210/en.2008-0760. Epub 2008 Oct 16. PMID: 19176322.

(362) Jenke A, Kistner J, Saradar S, Chekhoeva A, Yazdanyar M, Bergmann AK, Rötepohl MV, Lichtenberg A, Akhyari P. Transforming growth factor-ß1 promotes fibrosis but attenuates calcification of valvular tissue applied as a three-dimensional calcific aortic valve disease model. Am J Physiol Heart Circ Physiol. 2020 Nov 1;319(5):H1123-H1141. doi: 10.1152/ajpheart.00651.2019. Epub 2020 Sep 28. PMID: 32986963.

(363) Garza LA, Liu Y, Yang Z, Alagesan B, Lawson JA, Norberg SM, Loy DE, Zhao T, Blatt HB, Stanton DC, Carrasco L, Ahluwalia G, Fischer SM, FitzGerald GA, Cotsarelis G. Prostaglandin D2 inhibits hair growth and is elevated in bald scalp of men with androgenetic alopecia. Sci Transl Med. 2012 Mar 21;4(126):126ra34. doi: 10.1126/scitranslmed.3003122. PMID: 22440736; PMCID: PMC3319975.

(364) Kim KI, Park KU, Chun EJ, Choi SI, Cho YS, Youn TJ, Cho GY, Chae IH, Song J, Choi DJ, Kim CH. A novel biomarker of coronary atherosclerosis: serum DKK1 concentration correlates with coronary artery calcification and atherosclerotic plaques. J Korean Med Sci. 2011 Sep;26(9):1178-84. doi: 10.3346/jkms.2011.26.9.1178. Epub 2011 Sep 1. PMID: 21935273; PMCID: PMC3172655.

(365) Guo KT, Fu P, Juerchott K, Motaln H, Selbig J, Lah T, Tonn JC, Schichor C. The expression of Wnt-inhibitor DKK1 (Dickkopf 1) is determined by intercellular crosstalk and hypoxia in human malignant gliomas. J Cancer Res Clin Oncol. 2014 Aug;140(8):1261-70. doi: 10.1007/s00432-014-1642-2. Epub 2014 Apr 27. PMID: 24770633.

(366) Li X, Liu XL, Li X, Zhao YC, Wang QQ, Zhong HY, Liu DD, Yuan C, Zheng TF, Zhang M. Dickkopf1 (Dkk1) Alleviates Vascular Calcification by Regulating the Degradation of Phospholipase D1 (PLD1). J Cardiovasc Transl Res. 2022 Dec;15(6):1327-1339. doi: 10.1007/s12265-022-10251-y. Epub 2022 Apr 14. PMID: 35426038.

(366) Jenke A, Kistner J, Saradar S, Chekhoeva A, Yazdanyar M, Bergmann AK, Rötepohl MV, Lichtenberg A, Akhyari P. Transforming growth factor-ß1 promotes fibrosis but attenuates calcification of valvular tissue applied as a three-dimensional calcific aortic valve disease model. Am J Physiol Heart Circ Physiol. 2020 Nov 1;319(5):H1123-H1141. doi: 10.1152/ajpheart.00651.2019. Epub 2020 Sep 28. PMID: 32986963.

(367) Jian B, Narula N, Li QY, Mohler ER 3rd, Levy RJ. Progression of aortic valve stenosis: TGF-beta1 is present in calcified aortic valve cusps and promotes aortic valve interstitial cell calcification via apoptosis. Ann Thorac Surg. 2003 Feb;75(2):457-65; discussion 465-6. doi: 10.1016/s0003-4975(02)04312-6. PMID: 12607654.

(368) Steidl L, Ditmar R. Treatment of soft tissue calcifications with magnesium. Acta Univ Palacki Olomuc Fac Med. 1991;130:273-87. PMID: 1838878.

(369) Anagen hair follicles transplanted into mature human scars remodel fibrotic tissue
https://www.nature.com/articles/s41536-022-00270-3#citeas

(603) Sandor ZI, Bencsik T, Dekany A, Bartho L. Effects of Cinnamaldehyde on Smooth Muscle Preparations. Pharmacology. 2019;104(3-4):207-211. doi: 10.1159/000501604. Epub 2019 Jul 12. PMID: 31302651.

(604) Eine Phase-I-Studie zur Sicherheit, Pharmakokinetik und Pharmakodynamik vor der Operation von Vitamin E d-Tocotrienol bei Patienten mit duktaler Pankreas-Neoplasie
https://www.thelancet.com/journals/ebiom/article/PIIS2352-3964(15)30207-3/fulltext

(605) Takaishi M, Uchida K, Suzuki Y, Matsui H, Shimada T, Fujita F, Tominaga M. Reciprocal effects of capsaicin and menthol on thermosensation through regulated activities of TRPV1 and TRPM8. J Physiol Sci. 2016 Mar;66(2):143-55. doi: 10.1007/s12576-015-0427-y. Epub 2015 Dec 8. PMID: 26645885; PMCID: PMC4752590.

(606) Guo JY, Huo HR, Zhao BS, Liu HB, Li LF, Ma YY, Guo SY, Jiang TL. Cinnamaldehyde reduces IL-1beta-induced cyclooxygenase-2 activity in rat cerebral microvascular endothelial cells. Eur J Pharmacol. 2006 May 10;537(1-3):174-80. doi: 10.1016/j.ejphar.2006.03.002. Epub 2006 Mar 10. PMID: 16624280.

(607) Xiao X, Shi D, Liu L, Wang J, Xie X, Kang T, Deng W. Quercetin suppresses cyclooxygenase-2 expression and angiogenesis through inactivation of P300 signaling. PLoS One. 2011;6(8):e22934. doi: 10.1371/journal.pone.0022934. Epub 2011 Aug 8. PMID: 21857970; PMCID: PMC3152552.

(608) Colín-González AL, Ortiz-Plata A, Villeda-Hernández J, Barrera D, Molina-Jijón E, Pedraza-Chaverrí J, Maldonado PD. Aged garlic extract attenuates cerebral damage and cyclooxygenase-2 induction after ischemia and reperfusion in rats. Plant Foods Hum Nutr. 2011 Nov;66(4):348-54. doi: 10.1007/s11130-011-0251-3. PMID: 21850441.

(609) Sakr FM, Gado AM, Mohammed HR, Adam AN. Preparation and evaluation of a multimodal minoxidil microemulsion versus minoxidil alone in the treatment of androgenic alopecia of mixed etiology: a pilot study. Drug Des Devel Ther. 2013 May 30;7:413-23. doi: 10.2147/DDDT.S43481. PMID: 23807837; PMCID: PMC3686323.

(610) A prostaglandin d-synthase-positive mast cell gradient characterizes scalp patterning
https://onlinelibrary.wiley.com/doi/10.1111/cup.12286

(611) Inui S, Fukuzato Y, Nakajima T, Yoshikawa K, Itami S. Androgen-inducible TGF-beta1 from balding dermal papilla cells inhibits epithelial cell growth: a clue to understand paradoxical effects of androgen on human hair growth. FASEB J. 2002 Dec;16(14):1967-9. doi: 10.1096/fj.02-0043fje. Epub 2002 Oct 18. PMID: 12397096.

(612) Hibino T, Nishiyama T. Role of TGF-beta2 in the human hair cycle. J Dermatol Sci. 2004 Jun;35(1):9-18. doi: 10.1016/j.jdermsci.2003.12.003. PMID: 15194142.

(613) Ho BS, Ho EXP, Chu CW, Ramasamy S, Bigliardi-Qi M, de Sessions PF, Bigliardi PL. Microbiome in the hair follicle of androgenetic alopecia patients. PLoS One. 2019 May 3;14(5):e0216330. doi: 10.1371/journal.pone.0216330. PMID: 31050675; PMCID: PMC6499469.

(614) Wang E, Lee JS, Hee TH. Is propionibacterium acnes associated with hair casts and alopecia? Int J Trichology. 2012 Apr;4(2):93-7. doi: 10.4103/0974-7753.96907. PMID: 23180917; PMCID: PMC3500081.

(615) Suzuki K, Inoue M, Cho O, Mizutani R, Shimizu Y, Nagahama T, Sugita T. Scalp Microbiome and Sebum Composition in Japanese Male Individuals with and without Androgenetic Alopecia. Microorganisms. 2021 Oct 11;9(10):2132. doi: 10.3390/microorganisms9102132. PMID: 34683453; PMCID: PMC8536999.

(616) Zu Y, Yu H, Liang L, Fu Y, Efferth T, Liu X, Wu N. Activities of ten essential oils towards Propionibacterium acnes and PC-3, A-549 and MCF-7 cancer cells. Molecules. 2010 Apr 30;15(5):3200-10. doi: 10.3390/molecules15053200. PMID: 20657472; PMCID: PMC6263286.
(617) Wang D, Wang W, Liang Q, He X, Xia Y, Shen S, Wang H, Gao Q, Wang Y. DHEA-induced ovarian hyperfibrosis is mediated by TGF-ß signaling pathway. J Ovarian Res. 2018 Jan 10;11(1):6. doi: 10.1186/s13048-017-0375-7. PMID: 29321035; PMCID: PMC5763573.

(618) Wu MF, Chang HL, Tseng J. Dehydroepiandrosterone induces the transforming growth factor-beta production by murine macrophages. Int J Tissue React. 1997;19(3-4):141-8. PMID: 9506315.

(619) Schmidt JB, Lindmaier A, Trenz A, Schurz B, Spona J. Hormone studies in females with androgenic hairloss. Gynecol Obstet Invest. 1991;31(4):235-9. doi: 10.1159/000293166. PMID: 1832134.

(620) Arias-Santiago S, Gutiérrez-Salmerón MT, Castellote-Caballero L, Naranjo-Sintes R. Elevated aldosterone levels in patients with androgenetic alopecia. Br J Dermatol. 2009 Nov;161(5):1196-8. doi: 10.1111/j.1365-2133.2009.09293.x. Epub 2009 Jun 9. PMID: 19519833.

(621) Arias-Santiago S, Gutiérrez-Salmerón MT, Buendía-Eisman A, Girón-Prieto MS, Naranjo-Sintes R. Hypertension and aldosterone levels in women with early-onset androgenetic alopecia. Br J Dermatol. 2010 Apr;162(4):786-9. doi: 10.1111/j.1365-2133.2009.09588.x. Epub 2009 Nov 10. PMID: 19906217.

(622) Yanes LL, Romero DG. Dihydrotestosterone stimulates aldosterone secretion by H295R human adrenocortical cells. Mol Cell Endocrinol. 2009 May 6;303(1-2):50-6. doi: 10.1016/j.mce.2008.12.020. Epub 2009 Jan 21. PMID: 19428991; PMCID: PMC2681414.

(623) Lang F, Ritz E, Voelkl J, Alesutan I. Vascular calcification--is aldosterone a culprit? Nephrol Dial Transplant. 2013 May;28(5):1080-4. doi: 10.1093/ndt/gft041. Epub 2013 Mar 8. PMID: 23476041.

(624) Zhang X, Zhou X, Huang Z, Fan X, Tan X, Lu C, Yang J. Aldosterone is a possible new stimulating factor for promoting vascular calcification. Front Biosci (Landmark Ed). 2021 Nov 30;26(11):1052-1063. doi: 10.52586/5008. PMID: 34856752.

(625) Juknevicius I, Segal Y, Kren S, Lee R, Hostetter TH. Effect of aldosterone on renal transforming growth factor-beta. Am J Physiol Renal Physiol. 2004 Jun;286(6):F1059-62. doi: 10.1152/ajprenal.00202.2003. PMID: 15130897.

(626) Birkeland KI, Hanssen KF, Torjesen PA, Vaaler S. Level of sex hormone-binding globulin is positively correlated with insulin sensitivity in men with type 2 diabetes. J Clin Endocrinol Metab. 1993 Feb;76(2):275-8. doi: 10.1210/jcem.76.2.8432768. PMID: 8432768.

(627) Plymate SR, Matej LA, Jones RE, Friedl KE. Inhibition of sex hormone-binding globulin production in the human hepatoma (Hep G2) cell line by insulin and prolactin. J Clin Endocrinol Metab. 1988 Sep;67(3):460-4. doi: 10.1210/jcem-67-3-460. PMID: 2842359.

(628) Simó R, Barbosa-Desongles A, Sáez-Lopez C, Lecube A, Hernandez C, Selva DM. Molecular Mechanism of TNFa-Induced Down-Regulation of SHBG Expression. Mol Endocrinol. 2012 Mar;26(3):438-46. doi: 10.1210/me.2011-1321. Epub 2012 Feb 2. PMID: 22301786; PMCID: PMC5417125.

(629) Zhang Y, Xu J, Jing J, Wu X, Lv Z. Serum Levels of Androgen-Associated Hormones Are Correlated with Curative Effect in Androgenic Alopecia in Young Men. Med Sci Monit. 2018 Oct 30;24:7770-7777. doi: 10.12659/MSM.913116. PMID: 30376555; PMCID: PMC6223099.

(630) Bao L, Gong L, Guo M, Liu T, Shi A, Zong H, Xu X, Chen H, Gao X, Li Y. Randomized trial of electrodynamic microneedle combined with 5% minoxidil topical solution for the treatment of Chinese male Androgenetic alopecia. J Cosmet Laser Ther. 2020;22(1):1-7. doi: 10.1080/14764172.2017.1376094. Epub 2020 Jan 7. PMID: 29028377.

(631) Dhurat R, Mathapati S. Response to Microneedling Treatment in Men with Androgenetic Alopecia Who Failed to Respond to Conventional Therapy. Indian J Dermatol. 2015 May-Jun;60(3):260-3. doi: 10.4103/0019-5154.156361. PMID: 26120151; PMCID: PMC4458936.

(632) Dhurat R, Sukesh M, Avhad G, Dandale A, Pal A, Pund P. A randomized evaluator blinded study of effect of microneedling in androgenetic alopecia: a pilot study. Int J Trichology. 2013 Jan;5(1):6-11. doi: 10.4103/0974-7753.114700. PMID: 23960389; PMCID: PMC3746236.

(633) Koyama T, Kobayashi K, Hama T, Murakami K, Ogawa R. Standardized Scalp Massage Results in Increased Hair Thickness by Inducing Stretching Forces to Dermal Papilla Cells in the Subcutaneous Tissue. Eplasty. 2016 Jan 25;16:e8. PMID: 26904154; PMCID: PMC4740347.

(634) Detumescence Therapy of Human Scalp for Natural Hair Regrowth
https://www.longdom.org/open-access-pdfs/detumescence-therapy-of-human-scalp-for-natural-hair-regrowth-2155-9554.1000138.pdf
https://www.semanticscholar.org/paper/Detumescence-Therapy-of-Human-Scalp-for-Natural-Choy/2272646590251e7294994d3700b3ae7d6e59e2e7

(635) https://www.alopezie.de/fud/index.php/mv/msg/33473/0/0/

(636) Chung KS, Shin SJ, Lee NY, Cheon SY, Park W, Sun SH, An HJ. Anti-Proliferation Effects of Garlic (Allium sativum L.) on the Progression of Benign Prostatic Hyperplasia. Phytother Res. 2016 Jul;30(7):1197-203. doi: 10.1002/ptr.5637. Epub 2016 May 18. PMID: 27191676.

(637) Enzyme Inhibitory Activity of Certain Vegetables Indigenous in Iran as Potential Antiandrogens
https://jfbt.srbiau.ac.ir/article_11260.html

(638) Development and evaluation of anti-acne gel containing garlic (Allium sativum) against Propionibacterium acnes
https://www.researchgate.net/publication/318855135_Development_and_evaluation_of_anti-acne_gel_containing_garlic_Allium_sativum_against_Propionibacterium_acnes

(639) Shams-Ghahfarokhi M, Shokoohamiri MR, Amirrajab N, Moghadasi B, Ghajari A, Zeini F, Sadeghi G, Razzaghi-Abyaneh M. In vitro antifungal activities of Allium cepa, Allium sativum and ketoconazole against some pathogenic yeasts and dermatophytes. Fitoterapia. 2006 Jun;77(4):321-3. doi: 10.1016/j.fitote.2006.03.014. Epub 2006 May 11. PMID: 16690223.

(640) Allicin, a SUR2 opener: possible mechanism for the treatment of diabetic hypertension in rats
https://www.scielo.br/j/rbfar/a/cGtHXfNSqyMgNStBmHfFsGQ/?lang=en

(641) Li M, Marubayashi A, Nakaya Y, Fukui K, Arase S. Minoxidil-induced hair growth is mediated by adenosine in cultured dermal papilla cells: possible involvement of sulfonylurea receptor 2B as a target of minoxidil. J Invest Dermatol. 2001 Dec;117(6):1594-600. doi: 10.1046/j.0022-202x.2001.01570.x. PMID: 11886528.

(642) Colín-González AL, Ortiz-Plata A, Villeda-Hernández J, Barrera D, Molina-Jijón E, Pedraza-Chaverrí J, Maldonado PD. Aged garlic extract attenuates cerebral damage and cyclooxygenase-2 induction after ischemia and reperfusion in rats. Plant Foods Hum Nutr. 2011 Nov;66(4):348-54. doi: 10.1007/s11130-011-0251-3. PMID: 21850441.

(643) Ali M. Mechanism by which garlic (Allium sativum) inhibits cyclooxygenase activity. Effect of raw versus boiled garlic extract on the synthesis of prostanoids. Prostaglandins Leukot Essent Fatty Acids. 1995 Dec;53(6):397-400. doi: 10.1016/0952-3278(95)90102-7. PMID: 8821119.

(644) Bioassay for prostaglandin-like activity of garlic extract using isolated rat fundus strip and rat colon preparation.
https://www.semanticscholar.org/paper/Bioassay-for-prostaglandin-like-activity-of-garlic-Rashid-Hussain/015fa33cd7ac10eb8f161b1988e9d90e5fa5ca96?p2df

(645) Cheng H, Liu F, Zhou M, Chen S, Huang H, Liu Y, Zhao X, Zhang Q, Zhou X, Li Z, Cai H. Enhancement of hair growth through stimulation of hair follicle stem cells by prostaglandin E2 collagen matrix. Exp Cell Res. 2022 Dec 15;421(2):113411. doi: 10.1016/j.yexcr.2022.113411. Epub 2022 Nov 6. PMID: 36351501.

(646) Kyo E, Uda N, Kakimoto M, Yokoyama K, Ushijima M, Sumioka I, Kasuga S, Itakura Y. Anti-allergic effects of aged garlic extract. Phytomedicine. 1997 Dec;4(4):335-40. doi: 10.1016/S0944-7113(97)80043-8. PMID: 23195584.

(647) D'Argenio G, Mazzone G, Ribecco MT, Lembo V, Vitaglione P, Guarino M, Morisco F, Napolitano M, Fogliano V, Caporaso N. Garlic extract attenuating rat liver fibrosis by inhibiting TGF-ß1. Clin Nutr. 2013 Apr;32(2):252-8. doi: 10.1016/j.clnu.2012.07.001. Epub 2012 Jul 25. PMID: 22835810.

(648) https://www.hairlosstalk.com/interact/threads/rubbing-raw-crushed-garlic-on-scalp-having-quick-regro.25160/

(650) https://www.hairlosstalk.com/interact/threads/garlic-for-hair-loss.33701/

(651) Hernández-Ortega LD, Alcántar-Díaz BE, Ruiz-Corro LA, Sandoval-Rodriguez A, Bueno-Topete M, Armendariz-Borunda J, Salazar-Montes AM. Quercetin improves hepatic fibrosis reducing hepatic stellate cells and regulating pro-fibrogenic/anti-fibrogenic molecules balance. J Gastroenterol Hepatol. 2012 Dec;27(12):1865-72. doi: 10.1111/j.1440-1746.2012.07262.x. PMID: 22989100.

(652) Zhang X, Cai Y, Zhang W, Chen X. Quercetin ameliorates pulmonary fibrosis by inhibiting SphK1/S1P signaling. Biochem Cell Biol. 2018 Dec;96(6):742-751. doi: 10.1139/bcb-2017-0302. Epub 2018 Jun 25. PMID: 29940125.

(653) Hattori M, Mizuguchi H, Baba Y, Ono S, Nakano T, Zhang Q, Sasaki Y, Kobayashi M, Kitamura Y, Takeda N, Fukui H. Quercetin inhibits transcriptional up-regulation of histamine H1 receptor via suppressing protein kinase C-d/extracellular signal-regulated kinase/poly(ADP-ribose) polymerase-1 signaling pathway in HeLa cells. Int Immunopharmacol. 2013 Feb;15(2):232-9. doi: 10.1016/j.intimp.2012.12.030. Epub 2013 Jan 16. PMID: 23333628.

(654) Mlcek J, Jurikova T, Skrovankova S, Sochor J. Quercetin and Its Anti-Allergic Immune Response. Molecules. 2016 May 12;21(5):623. doi: 10.3390/molecules21050623. PMID: 27187333; PMCID: PMC6273625.

(655) Inoue J, Choi JM, Yoshidomi T, Yashiro T, Sato R. Quercetin enhances VDR activity, leading to stimulation of its target gene expression in Caco-2 cells. J Nutr Sci Vitaminol (Tokyo). 2010;56(5):326-30. doi: 10.3177/jnsv.56.326. PMID: 21228504.

(656) http://www.hairloss-reversible.com/discus/messages/7/767.html?1086106481

(657) Takasao N, Tsuji-Naito K, Ishikura S, Tamura A, Akagawa M. Cinnamon extract promotes type I collagen biosynthesis via activation of IGF-I signaling in human dermal fibroblasts. J Agric Food Chem. 2012 Feb 8;60(5):1193-200. doi: 10.1021/jf2043357. Epub 2012 Jan 27. PMID: 22233457.

(658) Panahi Y, Taghizadeh M, Marzony ET, Sahebkar A. Rosemary oil vs minoxidil 2% for the treatment of androgenetic alopecia: a randomized comparative trial. Skinmed. 2015 Jan-Feb;13(1):15-21. PMID: 25842469.

(659) Oh JY, Park MA, Kim YC. Peppermint Oil Promotes Hair Growth without Toxic Signs. Toxicol Res. 2014 Dec;30(4):297-304. doi: 10.5487/TR.2014.30.4.297. PMID: 25584150; PMCID: PMC4289931.

(660) Ogaly HA, Eltablawy NA, Abd-Elsalam RM. Antifibrogenic Influence of Mentha piperita L. Essential Oil against CCl4-Induced Liver Fibrosis in Rats. Oxid Med Cell Longev. 2018 Apr 19;2018:4039753. doi: 10.1155/2018/4039753. PMID: 29849890; PMCID: PMC5933010.

(661) Hotta M, Nakata R, Katsukawa M, Hori K, Takahashi S, Inoue H. Carvacrol, a component of thyme oil, activates PPARalpha and gamma and suppresses COX-2 expression. J Lipid Res. 2010 Jan;51(1):132-9. doi: 10.1194/jlr.M900255-JLR200. PMID: 19578162; PMCID: PMC2789773.

(662) Suppression of allergic and inflammatory responses by essential oils derived from herbal plants and citrus fruits
https://www.spandidos-publications.com/10.3892/ijmm.2014.1720

(663) Katsukawa M, Nakata R, Takizawa Y, Hori K, Takahashi S, Inoue H. Citral, a component of lemongrass oil, activates PPARa and ? and suppresses COX-2 expression. Biochim Biophys Acta. 2010 Nov;1801(11):1214-20. doi: 10.1016/j.bbalip.2010.07.004. Epub 2010 Jul 23. PMID: 20656057.

(664) Lee GS, Hong EJ, Gwak KS, Park MJ, Choi KC, Choi IG, Jang JW, Jeung EB. The essential oils of Chamaecyparis obtusa promote hair growth through the induction of vascular endothelial growth factor gene. Fitoterapia. 2010 Jan;81(1):17-24. doi: 10.1016/j.fitote.2009.06.016. Epub 2009 Jul 2. PMID: 19576968.

(665) Hu W, Ma Z, Jiang S, Fan C, Deng C, Yan X, Di S, Lv J, Reiter RJ, Yang Y. Melatonin: the dawning of a treatment for fibrosis? J Pineal Res. 2016 Mar;60(2):121-31. doi: 10.1111/jpi.12302. Epub 2016 Jan 17. PMID: 26680689.

(666) Vriend J, Sheppard MS, Borer KT. Melatonin increases serum growth hormone and insulin-like growth factor I (IGF-I) levels in male Syrian hamsters via hypothalamic neurotransmitters. Growth Dev Aging. 1990 Winter;54(4):165-71. PMID: 1709150.

(667) Faghihi G, Nabavinejad S, Mokhtari F, Fatemi Naeini F, Iraji F. Microneedling in androgenetic alopecia; comparing two different depths of microneedles. J Cosmet Dermatol. 2021 Apr;20(4):1241-1247. doi: 10.1111/jocd.13714. Epub 2020 Sep 29. PMID: 32897622.

(668) Fischer TW, Trüeb RM, Hänggi G, Innocenti M, Elsner P. Topical melatonin for treatment of androgenetic alopecia. Int J Trichology. 2012 Oct;4(4):236-45. doi: 10.4103/0974-7753.111199. PMID: 23766606; PMCID: PMC3681103.

(669) Erfahrungsbericht Melatonin
https://www.reddit.com/r/tressless/comments/qlkney/2_weeks_on_topical_melatonin/

(670) Erfahrungsbericht Massagen:
https://www.hairlosstalk.com/interact/threads/detumescence-therapy-of-human-scalp-for-natural-hair-regrowth.70994/page-2

(671) Sakakibara S, Murakami R, Takahashi M, Fushimi T, Murohara T, Kishi M, Kajimoto Y, Kitakaze M, Kaga T. Vinegar intake enhances flow-mediated vasodilatation via upregulation of endothelial nitric oxide synthase activity. Biosci Biotechnol Biochem. 2010;74(5):1055-61. doi: 10.1271/bbb.90953. Epub 2010 May 7. PMID: 20460711.

(672) Saura M, Zaragoza C, Herranz B, Griera M, Diez-Marqués L, Rodriguez-Puyol D, Rodriguez-Puyol M. Nitric oxide regulates transforming growth factor-beta signaling in endothelial cells. Circ Res. 2005 Nov 25;97(11):1115-23. doi: 10.1161/01.RES.0000191538.76771.66. Epub 2005 Oct 20. PMID: 16239590.

(673) Gheflati A, Bashiri R, Ghadiri-Anari A, Reza JZ, Kord MT, Nadjarzadeh A. The effect of apple vinegar consumption on glycemic indices, blood pressure, oxidative stress, and homocysteine in patients with type 2 diabetes and dyslipidemia: A randomized controlled clinical trial. Clin Nutr ESPEN. 2019 Oct;33:132-138. doi: 10.1016/j.clnesp.2019.06.006. Epub 2019 Jul 9. PMID: 31451249.

(674) Erfahrungsbericht Apfelessig:
https://www.hairlosstalk.com/interact/threads/apple-cider-vinegar.50587/

(675) Topical Diclofenac 3% Gel for Actinic Keratosis May Induce Terminal Hair in Male Androgenetic Alopecia: A Report of Three Cases
https://brieflands.com/articles/jssc-13248.html

(676) Sakr FM, Gado AM, Mohammed HR, Adam AN. Preparation and evaluation of a multimodal minoxidil microemulsion versus minoxidil alone in the treatment of androgenic alopecia of mixed etiology: a pilot study. Drug Des Devel Ther. 2013 May 30;7:413-23. doi: 10.2147/DDDT.S43481. PMID: 23807837; PMCID: PMC3686323.

(677) Du Q, Zhang X, Liu Q, Zhang X, Bartels CE, Geller DA. Nitric oxide production upregulates Wnt/ß-catenin signaling by inhibiting Dickkopf-1. Cancer Res. 2013 Nov 1;73(21):6526-37. doi: 10.1158/0008-5472.CAN-13-1620. Epub 2013 Sep 5. PMID: 24008318; PMCID: PMC3818363.

(678) Rossi A, Magri F, DI Fraia M, Caro G, Fortuna MC, Piacentini M, Celleno L. A new combination of molecules for the treatment of androgenetic alopecia and telogen effluvium: a double-blind randomized, monocentric, placebo-controlled study. Ital J Dermatol Venerol. 2022 Feb;157(1):78-83. doi: 10.23736/S2784-8671.21.06915-7. Epub 2021 Apr 21. PMID: 33878855.

(679) Erfahrungsberichte Kaffee/Koffein:
https://www.reddit.com/r/decaf/comments/obsuyj/im_convinced_caffeine_consumption_increases_hair/

(680) Park SY, Na SY, Kim JH, Cho S, Lee JH. Iron plays a certain role in patterned hair loss. J Korean Med Sci. 2013 Jun;28(6):934-8. doi: 10.3346/jkms.2013.28.6.934. Epub 2013 Jun 3. PMID: 23772161; PMCID: PMC3678013.

(681) Mukherjee S, Sheng W, Michkov A, Sriarm K, Sun R, Dvorkin-Gheva A, Insel PA, Janssen LJ. Prostaglandin E2 inhibits profibrotic function of human pulmonary fibroblasts by disrupting Ca2+ signaling. Am J Physiol Lung Cell Mol Physiol. 2019 May 1;316(5):L810-L821. doi: 10.1152/ajplung.00403.2018. Epub 2019 Feb 13. PMID: 30758990; PMCID: PMC6589580.

(682) Wilborn J, Crofford LJ, Burdick MD, Kunkel SL, Strieter RM, Peters-Golden M. Cultured lung fibroblasts isolated from patients with idiopathic pulmonary fibrosis have a diminished capacity to synthesize prostaglandin E2 and to express cyclooxygenase-2. J Clin Invest. 1995 Apr;95(4):1861-8. doi: 10.1172/JCI117866. PMID: 7706493; PMCID: PMC295728.

(683) https://www.researchgate.net/figure/Identification-of-EP-3-and-EP-4-as-ricinoleic-acid-receptors-A-Effect-of-100-mM_fig1_225054517

(684) Riyanto P, Subchan P, Lelyana R. Advantage of soybean isoflavone as antiandrogen on acne vulgaris. Dermatoendocrinol. 2015 Jul 20;7(1):e1063751. doi: 10.1080/19381980.2015.1063751. PMID: 26413190; PMCID: PMC4579974.

(685) Khalaf D, Krüger M, Wehland M, Infanger M, Grimm D. The Effects of Oral l-Arginine and l-Citrulline Supplementation on Blood Pressure. Nutrients. 2019 Jul 22;11(7):1679. doi: 10.3390/nu11071679. PMID: 31336573; PMCID: PMC6683098.

(686) Wu G, Meininger CJ. Nitric oxide and vascular insulin resistance. Biofactors. 2009 Jan-Feb;35(1):21-7. doi: 10.1002/biof.3. PMID: 19319842.

(687) Lin SJ, Lu HK, Lee HW, Chen YC, Li CL, Wang LF. Nitric oxide inhibits androgen receptor-mediated collagen production in human gingival fibroblasts. J Periodontal Res. 2012 Dec;47(6):701-10. doi: 10.1111/j.1600-0765.2012.01484.x. Epub 2012 Apr 26. PMID: 22533969.

(688) Saura M, Zaragoza C, Herranz B, Griera M, Diez-Marqués L, Rodriguez-Puyol D, Rodriguez-Puyol M. Nitric oxide regulates transforming growth factor-beta signaling in endothelial cells. Circ Res. 2005 Nov 25;97(11):1115-23. doi: 10.1161/01.RES.0000191538.76771.66. Epub 2005 Oct 20. PMID: 16239590.

(689) Dulak J, Józkowicz A, Dembinska-Kiec A, Guevara I, Zdzienicka A, Zmudzinska-Grochot D, Florek I, Wójtowicz A, Szuba A, Cooke JP. Nitric oxide induces the synthesis of vascular endothelial growth factor by rat vascular smooth muscle cells. Arterioscler Thromb Vasc Biol. 2000 Mar;20(3):659-66. doi: 10.1161/01.atv.20.3.659. PMID: 10712388.

(690) Yano K, Brown LF, Detmar M. Control of hair growth and follicle size by VEGF-mediated angiogenesis. J Clin Invest. 2001 Feb;107(4):409-17. doi: 10.1172/JCI11317. PMID: 11181640; PMCID: PMC199257.

(691) Peters H, Daig U, Martini S, Rückert M, Schäper F, Liefeldt L, Krämer S, Neumayer HH. NO mediates antifibrotic actions of L-arginine supplementation following induction of anti-thy1 glomerulonephritis. Kidney Int. 2003 Aug;64(2):509-18. doi: 10.1046/j.1523-1755.2003.00112.x. PMID: 12846746.

(692) Foitzik K, Hoting E, Förster T, Pertile P, Paus R. L-carnitine-L-tartrate promotes human hair growth in vitro. Exp Dermatol. 2007 Nov;16(11):936-45. doi: 10.1111/j.1600-0625.2007.00611.x. PMID: 17927577.

(693) Bou-Abboud CF, Nemec F, Toffel F. Reversal of andro-genetic alopecia in a male. A spironolactone effect? Acta Derm Venereol. 1990;70(4):342-3. PMID: 1977262.

(694) Wang C, Du Y, Bi L, Lin X, Zhao M, Fan W. The Efficacy and Safety of Oral and Topical Spironolactone in Androgenetic Alopecia Treatment: A Systematic Review. Clin Cosmet Investig Dermatol. 2023 Mar 9;16:603-612. doi: 10.2147/CCID.S398950. PMID: 36923692; PMCID: PMC10010138.

(695) Abdel-Raouf H, Aly UF, Medhat W, Ahmed SS, Abdel-Aziz RTA. A novel topical combination of minoxidil and spironolactone for androgenetic alopecia: Clinical, histopathological, and physicochemical study. Dermatol Ther. 2021 Jan;34(1):e14678. doi: 10.1111/dth.14678. Epub 2020 Dec 25. PMID: 33320406.

(696) Ying WZ, Aaron K, Wang PX, Sanders PW. Potassium inhibits dietary salt-induced transforming growth factor-beta production. Hypertension. 2009 Nov;54(5):1159-63. doi: 10.1161/HYPERTENSIONAHA.109.138255. Epub 2009 Sep 8. PMID: 19738156; PMCID: PMC2766016.
(697) https://www.hairlosstalk.com/interact/threads/years-of-looking-for-hair-growth-accidentally-found-coq10.108472/

(698) Pham H, Ziboh VA. 5 alpha-reductase-catalyzed conversion of testosterone to dihydrotestosterone is increased in prostatic adenocarcinoma cells: suppression by 15-lipoxygenase metabolites of gamma-linolenic and eicosapentaenoic acids. J Steroid Biochem Mol Biol. 2002 Nov;82(4-5):393-400. doi: 10.1016/s0960-0760(02)00217-0. PMID: 12589947.

(699) Horrobin DF. The role of essential fatty acids and prostaglandins in the premenstrual syndrome. J Reprod Med. 1983 Jul;28(7):465-8. PMID: 6350579.

(700) Pasch AR, Ricotta JJ, Burke AR, O'Mara RE, DeWeese JA, Wilson G. Effect of prostaglandin E1 on blood flow in normal and ischemic canine hindlimbs. Surgery. 1984 Jun;95(6):724-9. PMID: 6539509.

(701) Shirasaka M, Takayama B, Sekiguchi M, Konno S, Kikuchi S. Vasodilative effects of prostaglandin E1 derivate on arteries of nerve roots in a canine model of a chronically compressed cauda equina. BMC Musculoskelet Disord. 2008 Apr 8;9:41. doi: 10.1186/1471-2474-9-41. PMID: 18394203; PMCID: PMC2358890.

(702) Treatment of male pattern baldness and of unwanted hair growth. https://www.freepatentsonline.com/EP0309086.html

(703) Campbell JK, Stroud CK, Nakamura MT, Lila MA, Erdman JW Jr. Serum testosterone is reduced following short-term phytofluene, lycopene, or tomato powder consumption in F344 rats. J Nutr. 2006 Nov;136(11):2813-9. doi: 10.1093/jn/136.11.2813. PMID: 17056806.

(704) https://www.reddit.com/r/tressless/comments/oarmrp/this_may_surprise_everyone_as_much_as_it_has/

(705) Zhang B, Zhang RW, Yin XQ, Lao ZZ, Zhang Z, Wu QG, Yu LW, Lai XP, Wan YH, Li G. Inhibitory activities of some traditional Chinese herbs against testosterone 5a-reductase and effects of Cacumen platycladi on hair re-growth in testosterone-treated mice. J Ethnopharmacol. 2016 Jan 11;177:1-9. doi: 10.1016/j.jep.2015.11.012. Epub 2015 Nov 11. PMID: 26571086.

(706) 5a-Reductase Inhibitory Components as Antiandrogens From Herbal Medicine
https //www.sciencedirect.com/science/article/pii/S2005290110600210#tbl1

(707) Tan JJY, Pan J, Sun L, Zhang J, Wu C, Kang L. Bioactives in Chinese Proprietary Medicine Modulates 5a-Reductase Activity and Gene Expression Associated with Androgenetic Alopecia. Front Pharmacol. 2017 Apr 13;8:194. doi: 10.3389/fphar.2017.00194. PMID: 28450835; PMCID: PMC5390023.

(708) Murata K, Noguchi K, Kondo M, Onishi M, Watanabe N, Okamura K, Matsuda H. Promotion of hair growth by Rosmarinus officinalis leaf extract. Phytother Res. 2013 Feb;27(2) 212-7. doi 10.1002/ptr.4712. Epub 2012 Apr 20. PMID 22517595.

(709) Wu WH, Liu LY, Chung CJ, Jou HJ, Wang TA. Estrogenic effect of yam ingestion in healthy postmenopausal women. J Am Coll Nutr. 2005 Aug;24(4):235-43. doi: 10.1080/07315724.2005.10719470. PMID: 16093400.

(710) Collin C, Gautier B, Gaillard O, Hallegot P, Chabane S, Bastien P, Peyron M, Bouleau M, Thibaut S, Pruche F, Duranton A, Bernard BA. Protective effects of taurine on human hair follicle grown in vitro. Int J Cosmet Sci. 2006 Aug;28(4):289-98. doi: 10.1111/j.1467-2494.2006.00334.x. PMID: 18489269.

(711) https://raypeatforum.com/community/threads/taurine-more-effective-than-finasteride-for-hair-loss.8284/

(712) Chen MJ, Xie WY, Pan NX, Wang XQ, Yan HC, Gao CQ. Methionine improves feather follicle development in chick embryos by activating Wnt/β-catenin signaling. Poult Sci. 2020 Sep;99(9):4479-4487. doi: 10.1016/j.psj.2020.05.047. Epub 2020 Jun 24. PMID: 32867991; PMCID: PMC7598098.

(713) Zhu Y, Wu Z, Liu H, Liu G, Li F. Methionine promotes the development of hair follicles via the Wnt/β-catenin signalling pathway in Rex rabbits. J Anim Physiol Anim Nutr (Berl). 2020 Jan;104(1):379-384. doi: 10.1111/jpn.13238. Epub 2019 Nov 15. PMID: 31732998.

(803) Duntas LH. Chemical contamination and the thyroid. Endocrine. 2015 Feb;48(1):53-64. doi: 10.1007/s12020-014-0442-4. Epub 2014 Oct 8. PMID: 25294013.

(804) Kheradpisheh Z, Mirzaei M, Mahvi AH, Mokhtari M, Azizi R, Fallahzadeh H, Ehrampoush MH. Impact of Drinking Water Fluoride on Human Thyroid Hormones: A Case- Control Study. Sci Rep. 2018 Feb 8;8(1):2674. doi: 10.1038/s41598-018-20696-4. PMID: 29422493; PMCID: PMC5805681.

(805) Soory M, Suchak A. The effects of human mast-cell products and of phenytoin on androgen 5alpha-reductase expression in human gingival fibroblasts. Arch Oral Biol. 2001 Sep;46(9):847-55. doi: 10.1016/s0003-9969(01)00037-1. PMID: 11420057.

(806) Urysiak-Czubatka I, Kmiec ML, Broniarczyk-Dyla G. Assessment of the usefulness of dihydrotestosterone in the diagnostics of patients with androgenetic alopecia. Postepy Dermatol Alergol. 2014 Aug;31(4):207-15. doi: 10.5114/pdia.2014.40925. Epub 2014 Sep 8. PMID: 25254005; PMCID: PMC4171668.

(1036) Jansson B. Potassium, sodium, and cancer a review. J Environ Pathol Toxicol Oncol. 1996;15(2-4) 65-73. PMID 9216787.

(1037) Jansson B. Geographic cancer risk and intracellular potassium/sodium ratios. Cancer Detect Prev. 1986;9(3-4) 171-94. PMID 3527413.

(I1) / (I2) https://www.reddit.com/r/PCOS/comments/u39ro0/has_inositol_helped_anyone_here_to_regrow_hair_or/
(I3) https //www.reddit.com/r/PCOS/comments/9zfw84/hair_loss_sos/

(L1) https://www.reddit.com/r/HaircareScience/comments/f1gmvg/does_a_diet_high_in_carbssugar_cause_hair_loss_is/

(L2) https://www.reddit.com/r/PCOS/comments/ictq05/what_diet_has_worked_for_you_when_it_comes_to/

(L3)(L4) https://www.reddit.com/r/PCOS/comments/awwcrx/hair_loss_increased_with_sugarcarb_intake/

(L5) https://www.reddit.com/r/xxketo/comments/kta9fh/whos_had_hair_regrowth_on_keto/

(A1) https://www.hairlosstalk.com/interact/threads/apple-cider-vinegar.50587/

(D1) https://www.hairlosstalk.com/interact/threads/diclofenac-gel-oil-prepared-iontoforesis-photos.91503/
(D2) https://brieflands.com/articles/jssc-13248.html

(OM6) https://www.reddit.com/r/SkincareAddiction/comments/3dte7j/evening_primrose_oil_and_borage_oil_got_rid_of_my/

Obligatorisches
Impressum und Bildnachweise ▼

Der Autor Christian Meyer-Esch beschäftigt sich seit fast 20 Jahren intensiv mit alternativer und ganzheitlicher Medizin. Er prüft wissenschaftlichen Studien und Erfahrungsberichte weltweit, um Lösungen, insbesondere für schwer behandelbare Krankheiten zu finden. Zu seinem Schwerpunkt zählt vor allem die Ursachenforschung.

Herausgeber:

Insider-Heilverfahren.com
Christian Meyer-Esch
C. Menorca 4, Local 5
08020 Barcelona (Spanien)

e-Mail:
mail@insider-heilverfahren.com

www.Insider-Heilverfahren.com
Hochwertig wissenschaftliche Gesundheitsliteratur

Vertrieb:
Amazon Media EU S.à r.l.,
5 Rue Plaetis, L-2338, Luxembourg

Kontakt:
Haben Sie Fragen, Anregungen oder Kritik, senden Sie gerne eine e-Mail:
postmaster@insider-heilverfahren.com

Bildnachweise:
Coverfoto: © Yevhen Lahunov, iStockphoto.com
Alle anderen Fotos in diesem Buch: © Images licensed by Ingram Image

Copyright:
Dieses Buch ist urheberrechtlich geschützt. Kopien, Vervielfältigungen oder Vertrieb sind verboten.
© **2023** Christian Meyer-Esch, alle Rechte vorbehalten

Hat Ihnen dieses Buch gefallen?

Unterstützen Sie meine Arbeit gerne durch eine **Rezension** in einem der vielen Buch-Shops. Ich weiß das sehr zu schätzen!
Einige meiner weiteren Bücher könnte Sie auch interessieren:

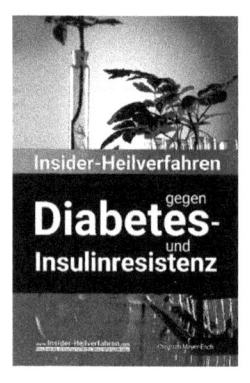

Insider-Heilverfahren gegen Diabetes- und Insulinresistenz

Ab Frühjahr 2023 im Buchhandel!

Obwohl die Mehrheit der Schulmediziner nach wie vor an Zucker als Ursache für Diabetes glaubt, kommen immer mehr Insider zu dem Schluss, dass die Ursache von Diabetes nicht Zucker ist, sondern eine Verfettung der Zellen. Auch sehr schlanke Menschen können innerlich verfettet sein. In diesem umfassenden Ratgeber erfahren Sie, wie Sie Ihre Organe und Gewebe entfetten und die Insulinsensitivität der Zellen wiederherstellen. Zahlreiche Insider-Heilverfahren gegen Diabetes- und Insulinresistenz warten auf Sie!

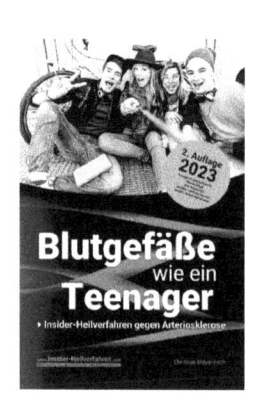

Blutgefäße wie ein Teenager: Insider-Heilverfahren gegen Arteriosklerose

Im Frühjahr 2023 erscheint die 2. Auflage!

Das Altern ist der wichtigste Risikofaktor für Herz-Kreislauf-Erkrankungen, die die Hauptursache für Herzinfarkt, Schlaganfall und Mortalität bei älteren Menschen sind. Ich habe für Sie bislang unentdeckte Ursachen erforscht und dazu zahlreiche Heilverfahren, die Arterienverstopfung nicht nur aufhalten, sondern auch rückgängig machen können.

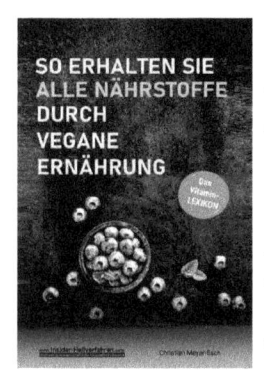

So erhalten Sie alle Nährstoffe durch vegane Ernährung

Ab Frühjahr 2023 im Buchhandel!

Der menschliche Körper braucht gut 50 essentielle Nährstoffe, die wir zwingend mit der Nahrung aufnehmen müssen, um nicht krank zu werden. In diesem Buch erfahren Sie, was diese essentiellen Nährstoffe im Körper bewirken und in welchen veganen/pflanzlichen Lebensmitteln sie am meisten vorkommen. Abgerundet wird das Buch mit je 5 Rezept-Vorschlägen pro Nährstoff. Zahlreiche farbige Abbildungen machen Appetit auf eine gesunde, extrem nährstoffreiche Ernährung.

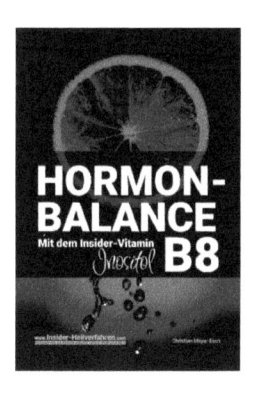

HORMON-BALANCE mit dem Insider-Vitamin B8 Inositol

Der Hormonhaushalt vieler Menschen ist außer Kontrolle geraten. Was viele nicht wissen: Ein einfaches B-Vitamin, welches vor einigen Jahren aus dem Vitamin-Katalog gestrichen wurde, kann sämtliche Hormone wieder ins Gleichgewicht bringen. Schnell, einfach, billig und ohne Nebenwirkungen.

Viele gesundheitliche Probleme wie prämenstruelles Syndrom, unerwünschte Körperbehaarung bei Frauen, Akne, fettige Haut, Haarausfall- und Glatzenbildung, aber auch Depressionen und andere psychische Probleme sowie Unfruchtbarkeit wurden bereits erfolgreich mit Vitamin B8 Inositol geheilt.

Die wahren Ursachen der „erblich bedingten" Glatzenbildung, die nur Insider kennen

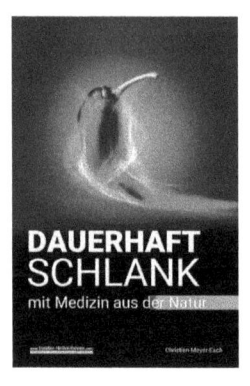

DAUERHAFT SCHLANK
mit Medizin aus der Natur
Ab Frühjahr 2023 im Buchhandel!

Die meisten Empfehlungen zur Reduktion von Übergewicht beschränken sich auf Diäten, die im Jojo-Effekt münden. Aber haben Sie sich schon mal gefragt, warum es Menschen gibt, die sich wenig bewegen, 5.000 Kcal am Tag zu sich nehmen können und dennoch schlank dabei bleiben? Und das ohne dabei eine Schilddrüsenüberfunktion oder ähnliche Krankheiten zu haben, versteht sich.
Das Ziel dieses Buch ist es daher, statt sinnlose Diäten zu empfehlen, Ihren Stoffwechsel dahingehend umzuprogrammieren, dass auch Sie so viel essen können wie Sie möchten, ohne dabei dick zu werden. Das ist nicht nur genetisch bedingt! Wir haben heutzutage die Möglichkeit, durch Naturheilmittel die Bräunung von Fett zu ermöglichen und Kalorien zu verbrennen. Selbst dann, wenn wir uns nicht bewegen.

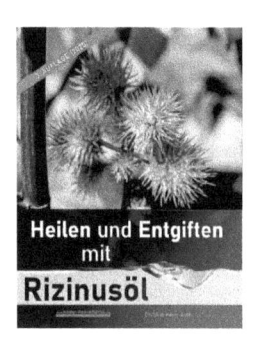

Heilen und Entgiften mit Rizinusöl

Rizinusöl kennen die meisten Menschen lediglich als Abführmittel. Doch bislang nur in Insider-Kreisen bekannt, ist die Tatsache, dass mit Hilfe von Rizinusöl bereits ein ganzes Dutzend Krankheiten geheilt wurden. Ob schwere Allergien, Tinnitus, Haarausfall / Glatzenbildung, Histamin-Intoleranz, Akne, Migräne und sogar Kurzsichtigkeit und vieles mehr. Zusätzlich gibt das Buch Fachinformationen über den genauen Wirkmechanismus und die Prostaglandine. Sie erfahren eine genaue Anleitung zur Entgiftung und alles, was Sie über Rizinusöl wissen müssen.

Die wahren Ursachen der „erblich bedingten"
Glatzenbildung, die nur Insider kennen

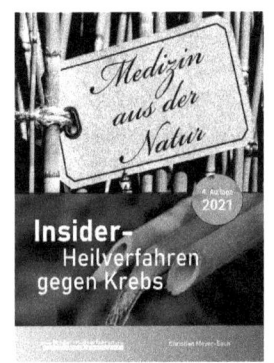

Insider-Heilverfahren gegen Krebs

In diesem smarten, wissenschaftlich fundierten Ratgeber steht alles, was ein Krebs-Patient wissen MUSS: Rund 70 alternative Krebstherapien mit zahlreichen Studien, Erfahrungsberichten, Dosierungs-Richtwerten, Kosten und Bezugsquellen.
Dieses Buch beweist mit zahlreichen Studien, dass die Krebsforschung deutlich weiter ist, als man uns in den Mainstream-Medien und der Schulmedizin erzählt. Es werden zahlreiche Heilverfahren vorgestellt (darunter u.a. organisches Germanium, intravenöses Vitamin C, Salvestrol, Melatonin, um nur einige zu nennen), die in wissenschaftlichen Studien, teils sogar in Fall-Studien an Menschen, nachweislich zur Heilung geführt haben. Wohl gemerkt allein und ohne Hilfe von Chemotherapie oder Bestrahlung!

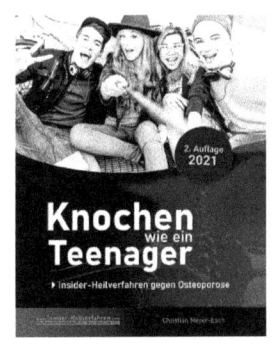

Knochen wie ein Teenager: Insider-Heilverfahren gegen Osteoporose

Bei Osteoporose denken die meisten Menschen an Wechseljahre, Calcium- und Vitamin D-Mangel. Dass es in Wirklichkeit aber ganz anders ist, beweist dieses Buch mit zahlreichen Studien-Quellen. Je älter wir werden, desto mehr VERkalken (!) so ziemlich alle unsere Organe und Gewebe. In diesem Buch erfahren Sie, was die wirklichen Ursachen der Osteoporose sind. An welchen Stoffen es tatsächlich mangelt und warum Calcium-Mangel nur in seltenen Fällen die Ursache von Osteoporose ist.

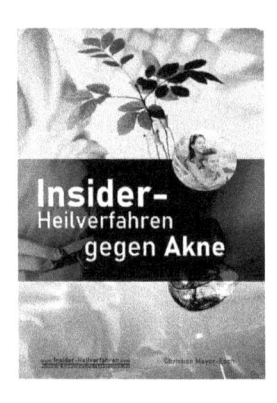

Insider-Heilverfahren gegen Akne

Schluss mit der ewigen Schmiererei! Akne kommt von innen. Hauterkrankungen wie Akne sind nicht nur unter jungen Erwachsenen (Jugendlichen) ein Problem. Es herrscht der weit verbreitete Irrglaube, es würde so etwas wie eine „Pubertäts-Akne" geben. Doch warum gibt es dann so viele Jugendliche, die keine Akne haben? Die Pubertät kann Akne also bestenfalls begünstigen, aber niemals auslösen. In diesem Buch erfahren Sie Insider-Ursachen und Insider-Heilverfahren, die selbst in alternativmedizinischen Kreisen kaum bekannt sind. Sie lernen die wahren Ursachen von Akne kennen und wie Sie diese ganz leicht beheben können. Jegliche Behauptungen werden mit wissenschaftlichen Studien versehen.

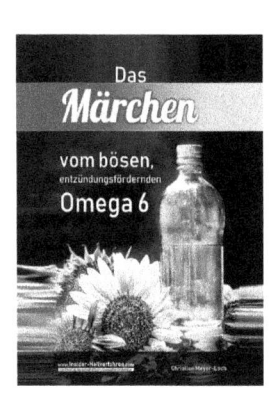

Das Märchen vom bösen, entzündungsfördernden Omega 6

Omega 3-Fettsäuren sind in aller Munde. Es wird der Anschein erweckt, als seien wir mit Omega 6 maßlos überversorgt und es würde lediglich an Omega 3 mangeln. Doch ganz so einfach ist es nicht. In diesem Buch erfahren Sie, dass viele Menschen zudem einen Enzymmangel haben, um die Linolsäure weiter zu Prostaglandinen konvertieren zu können. Die Folge ist ein Mangel aller 3 Prostaglandin-Serien mit zahlreichen Symptomen: Schlechtes Immunsystem, Hautkrankheiten, prämenstruelles Syndrom, Haarausfall u.v.m.

Die wahren Ursachen der „erblich bedingten"
Glatzenbildung, die nur Insider kennen

Ingram Content Group UK Ltd.
Milton Keynes UK
UKHW020651050623
422889UK00016B/1666